Das Weib als Erpresserin und Anstifterin

Kriminalpsychologische Studien

Von

Dr. jur. Hans Schneickert
Leiter des Erkennungsdienstes beim Polizeipräsidium Berlin

BONN 1919
A. Marcus & E. Webers Verlag (Dr. jur. Albert Ahn)

Druck: Otto Wigand'sche Buchdruckerei G. m. b. H., Leipzig.

Vorwort

Untersuchungen über die Beteiligung des Weibes an Verbrechen gehören in das Gebiet der Sexualforschung. Aus dem weiten Beobachtungsfeld habe ich eine Verbrechensart, die Erpressung, ausgewählt, die besonders geeignet ist, die verbrecherische Betätigung des Weibes auch auf sexueller Grundlage psychologisch zu beleuchten. Im Anschluß daran habe ich die Beteiligung des Weibes an Gemeinschaftsverbrechen und namentlich als Anstifterin zum Verbrechen behandelt, um so einen gewissen abschließenden Überblick über das Weib als Agens in Straffällen zu erhalten. Es kam dabei weniger auf eine geschichtliche Darstellung des Weibes als Verbrecherin an, als vielmehr auf das Wo, Wie und Warum seiner Beteiligung an Gemeinschaftsverbrechen.

Berlin, im Oktober 1918.

Der Verfasser

I. Das Weib als Erpresserin

Vorbemerkung

Die Hauptaufgabe der Kriminalpsychologie ist die Erforschung der psychophysischen Beschaffenheit der rechtbrechenden Menschen. Übereinstimmend sind ihre Vertreter der Ansicht, daß diese Wissenschaft noch in den Anfangsgründen stehe, trotzdem schon ein außerordentlich reiches und auch wertvolles Material gesammelt worden sei. Die „Internationale kriminalistische Vereinigung" z. B. hat sich auch die wissenschaftliche Erforschung des Verbrechens, seiner Ursachen und der Mittel zu seiner Bekämpfung zur Aufgabe gestellt. Was in der Praxis von diesen Bestrebungen in psychologischer Richtung bisher erreicht worden ist, das ist in erster Linie die besondere Behandlung der Verbrechen der Jugendlichen und dann die vorsichtigere Bewertung der Zeugenaussagen im Strafprozeß. Um diese letztere Aufgabe hat sich besonders Professor Hans Groß durch sein Lehrbuch der Kriminalpsychologie verdient gemacht.

Der frühere Staatsanwalt Dr. Erich Wulffen hat in seinem vor 10 Jahren erschienenen Werke „Psychologie des Verbrechers" den Versuch einer groß angelegten Materialsammlung auf diesem Gebiete unternommen und es der Öffentlichkeit mit folgender Begründung übergeben: „Wie wir uns mit der wissenschaftlichen sexuellen Aufklärung an immer weitere und breitere Kreise des Volkes wenden, so ist auch die Erforschung der Verbrecherseele hinreichend genug vorgeschritten, um ein gleiches Unternehmen zu rechtfertigen. Das Volk wissenschaftlich über die wirklichen inneren Zustände des rechtbrechenden Menschen aufzuklären und dadurch die vielen falschen Meinungen zu verdrängen, halte ich für eine der vornehmsten Aufgaben unserer Zeit. Denn eine solche Aufklärung muß notwendigerweise auf das Volk und seine eigene Kriminalität wohltätig zurückwirken, wenn es deren Ursachen deutlich zu sehen gelernt hat." Wulffen klagt mit Recht: „Obwohl wir Kriminalisten bei der Aburteilung einer Straftat alle die Einzelheiten und Feinheiten zu berücksichtigen haben, die sich im Innern des Verbrechers vollzogen, so werden uns doch bei unserer Ausbildung selbst die elementarsten Kenntnisse so wenig geboten, daß wir wissenschaftlich nicht einmal verstehen, wie im Individuum überhaupt eine sinnliche Empfindung, eine Vorstellung entsteht und eine Handlung durch den sogenannten Willen vorbereitet wird. So fordert man von uns das Unmögliche, daß wir das Zustandekommen der strafbaren Handlungen beurteilen und hieraus an dem gesetzlichen Gradmesser der Schuld ihre Bewertung ablesen sollen, während wir von der Genesis der einfachsten sonstigen menschlichen Handlung so gut wie nichts wissen."

Schließlich muß ich hieran anknüpfend noch einem Autoren das Wort lassen: „Es kommt bei der Schuldabmessung und Bestrafung nicht allein auf die äußere Handlung selbst, sondern auch teils auf die Gesinnung des Handelnden, inwiefern sie geäußert wird, teils auf unzählige andere Umstände an, welche die Grade der Zurechnung und mithin in einzelnen Fällen dieselbe Handlung ganz verändern. Kein Fall ist dem anderen gleich, sondern jeder erhält nach den verschiedenen Graden der Willensfreiheit, mit der sich der Handelnde zur Unternehmung einer Rechtsverletzung bestimmte, eine verschiedene Modifikation. Selbst die individuelle Beschaffenheit des Handelnden, sein Rang, Alter, körperlicher Zustand und andere dergleichen Dinge erfordern eine besondere Rücksicht bei der Abmessung und Zuerkennung der Strafe . . . Es ist mithin schlechterdings unmöglich, bestimmen zu können, inwiefern dem Handelnden seine Tat zuzurechnen, und ob diese oder jene Strafe in einem vorliegenden Falle gerecht und zweckmäßig sei, wenn man nicht die Grundsätze hierbei aus der Philosophie entlehnt, und wenn man sich nicht Kenntnisse der Psychologie erworben hat, durch die man in den Stand gesetzt wird, die Triebfeder zu den Rechtsverletzungen und den Einfluß derselben auf die Denkungsart und Handlungsweise der Menschen genauer kennen zu lernen."

Diese hier vertretene Ansicht, die ja auf die gleichen Mängel hinweist wie Wulffens Klage, wird erst ins rechte Licht gesetzt, wenn ich hinzufüge, daß sie von einem Strafrechtslehrer aus dem Jahre 1798 stammt. (Vergl. G. Wilh. Böhmer, Handbuch der Literatur des Kriminalrechts, Göttingen 1816, Seite 159.)

Wie weit wir in diesem Punkte also in diesen 120 Jahren fortgeschritten sind, wird nun nicht mehr schwer zu ermessen sein!

Ehe wir in die Lage versetzt werden können, brauchbare Lehrsätze über die Verbrechensmotive zu gewinnen, müssen wir die einzelnen Verbrechergattungen selbst einmal näher kennen lernen und sie vom psychologischen Standpunkte aus beleuchten. Das setzt allerdings eine umfangreiche Erfahrung in der kriminalistischen Praxis voraus, verbunden mit der Gabe psychologischer Behandlung. Mir würde es z. B. schon schwerer fallen, die Verbrecherklasse der Einbrecher oder der Falschmünzer psychologisch zu würdigen, da mir diese Spezialitäten praktisch zu fern liegen. Dagegen stehen mir mehr Erfahrungen zu Gebote auf dem Gebiete der „schreibenden Verbrecher", weshalb ich aus diesem Kreise meine erste Studie gewählt habe.

Mein Thema führt uns in ein trauriges Kapitel menschlicher Sorgen und Leiden; nicht aber sollen diese selbst geschildert, sondern die aktiven Erpressungsmanöver ins Auge gefaßt werden. Tatsächlich ist in den allermeisten Fällen der Mann das Opfer weiblicher Erpresser; er soll aber deswegen nicht besonders bedauert werden; denn auch die männlichen Erpresser erwählen sich meistens den Mann als Opfer. Diese ungleiche Verteilung des Schicksals hat seinen Hauptgrund eben darin, daß der Mann überwiegend der Kapitalkräftigere ist, und daß sich die Erpressung nur als eine Varietät der Eigentumsverbrechen darstellt. Ob dem besitzenden Manne das Geld durch Diebstahl, Betrug oder Erpressung abgejagt wird, ist im Endzweck ja gleich, nur schafft die Erpressung seelische Konflikte des Geschädigten, wie sie kaum einem zweiten Verbrechen eigen sind, und vergrößert dadurch noch die Schädigung.

Mein Thema soll nicht in dem Sinne einseitig aufgefaßt werden, als ob es etwa die Teilnahme des Weibes am Erpressertum in den Vordergrund stellen wollte, sondern lediglich als Fortsetzung eines früheren Vortrages über das männliche Erpressertum.

Nicht auf statistischer, sondern vielmehr auf kriminalpsychologischer Grundlage soll die Teilnahme des Weibes an dem Vergehen der Erpressung einer näheren Betrachtung unterzogen werden. Die Erpressung ist ein Delikt, dessen sich das Weib fast in gleicher Häufigkeit schuldig macht wie der Mann. Nur in den Motiven und Ausführungsarten weichen beide Geschlechter oft stark voneinander ab. Die natürliche Angriffslust des Mannes auf das Weib als sexuelles Objekt hat zu gesetzlichen Einschränkungen der geschlechtlichen Verbindungen geführt, die einen weitgehenden Schutz der weiblichen Geschlechtsehre darstellen. Die Nichtachtung und Verletzung dieses Schutzes seitens des Mannes bilden daher für das verbrecherisch veranlagte Weib einen guten Nährboden für erpresserische Betätigungen, wie er jedenfalls im umgekehrten Verhältnis sich dem Manne in den gleichen Grenzen nicht darbietet. Eine Ausnahme bildet der Rechtsschutz der Ehe, durch dessen Verletzung Mann wie Weib in gleicher Weise Erpressungen ausgesetzt sein können. Der Rechtsschutz der geschlechtlichen Unversehrtheit der Knaben unter 14 Jahren spielt hier keine besondere Rolle.

Die Erpressung (§ 253 RStGB.), ein neuzeitliches Delikt, gehört zu den Bereicherungsvergehen. Sie ist mit der Nötigung (§ 240 StGB.) verwandt; das Unterscheidende ist die rechtswidrige Bereicherungsabsicht bei der Erpressung. Bei der Nötigung wird durch die Wahl der Mittel die Strafbarkeit begründet, mag auch der Zweck erlaubt sein. Bei der Erpressung dagegen wird die Strafbarkeit durch den verfolgten Zweck begründet, mögen auch die Mittel erlaubt sein. (Frank.) Die Zwangsmittel der Erpressung sind Gewalt und Drohung, Drohung nicht nur mit einer strafbaren Handlung, wie bei der Nötigung, sondern es genügen Drohungen aller Art, also Drohungen mit einem Übel, auch Drohung mit dem Klageweg (nach Reichsgerichtsentscheidung in Strafsachen, Band 5, Seite 171 und Band 20, Seite 326). Der Raub (§ 249 StGB.) ist ein Spezialfall der Erpressung, ebenso die räuberische Erpressung (§ 255).

Die kriminalpsychologische Einteilung der Delikte muß die Motive und die Ausführungsarten, auch die sogenannten Verbrechertricks, näher ins Auge fassen. So kann man unterscheiden: mündliche und schriftliche Erpressungen, räuberische und betrügerische Erpressungen. Jede Art hat etwas andere psychologische Voraussetzungen. Ich habe in meinem früheren Vortrage über die „Psychologie der Erpresserbriefe", abgedruckt im 4. Band der „Zeitschrift für Psychotherapie und medizinische Psychologie", Seite 35 bis 54, folgende, auf kriminalpsychologischer Grundlage beruhende

Verwandtschaftseinteilung der erpresserischen Delikte gegeben, aus der sich die grundlegenden Motive der Erpressungen klar übersehen lassen:

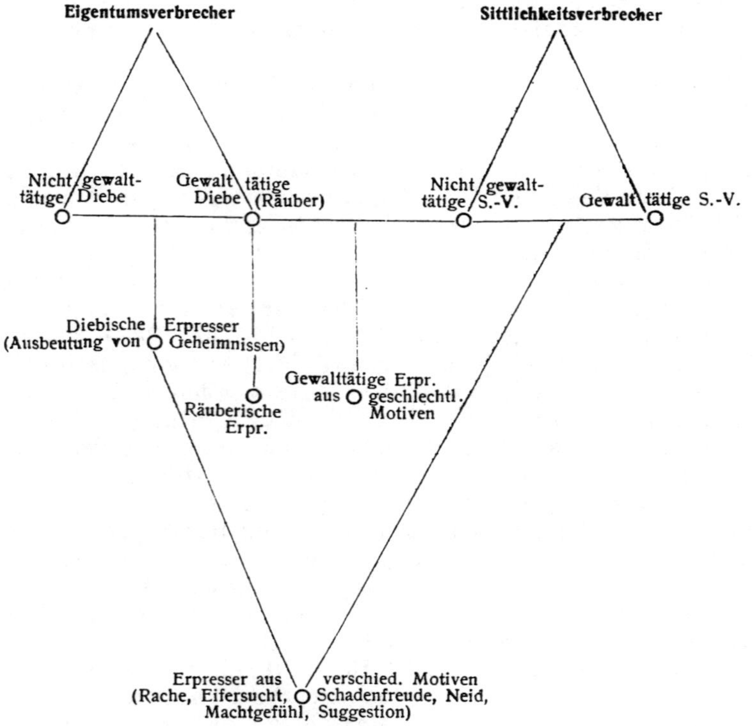

Zur räuberischen Erpressung gehört ein gewisses Maß von Mut, von tatkräftigem Draufgängertum, nicht aber zur betrügerischen Erpressung aus dem Hinterhalt, als deren Hauptform der Briefwechsel mit dem als Objekt erwählten Menschen anzusehen ist. Gerade die Erpressung in schriftlicher Form ist es, die ein erhöhtes psychologisches Interesse verlangt und auch ein einigermaßen zuverlässiges Untersuchungsobjekt dem Beurteiler darbietet. Das Vergehen der Erpressung kann man aber auch noch nach anderen Gesichtspunkten einteilen, nämlich in gelegentliche und in gewerbsmäßige Erpressungen oder auch danach, ob die Erpressung von einem Bekannten gegen eine bekannte Person, oder von einem Unbekannten, also anonym, begangen wird. Die Gewerbsmäßigkeit spielt ebensowenig wie der Rückfall juristisch eine Rolle, sie sind nicht, wie beim Betrug und Diebstahl, gesetzliche Straferschwerungsgründe, obwohl der gewerbsmäßige Erpresser in der Praxis selbstverständlich härter bestraft wird, als der Gelegenheitserpresser.

Das Weib neigt seiner ganzen Veranlagung und Erziehung nach erfahrungsgemäß mehr zu hinterlistigen Erpressungen, nicht zu gewalttätigen, ganz entsprechend seiner Vorliebe für anonyme Beleidigungen und Verleumdungen, oder für Gift bei Mord. Den Fällen der schriftlichen Erpressung, die zwar mit mehr Berechnung, aber mit weniger Mut ins Werk gesetzt werden können, wird das Weib auch den Vorzug geben, da die mündliche Form der Erpressung, zumal im Streit und Affekt, sehr leicht den Erfolg vereiteln kann, wenn nicht gewalttätig vorgegangen wird, was wiederum die Gefahr eines unvermuteten oder unterschätzten Widerstandes des Gegners und dessen Obsiegen mit einer Strafanzeige leicht im Gefolge haben kann.

Dem gewalttätigen Vorgehen des Weibes als einer Ausnahmeerscheinung der Erpressung oder des mit ihr verwandten Raubes muß ich hier noch einige Bemerkungen widmen. Eine kriminalistisch merkwürdige Beobachtung konnte man während des Krieges machen: Die Stellvertretung des zum Heere eingezogenen Mannes, auch in Berufen schwerer Körperarbeit, findet auch ihr Gegenstück im Verbrechertum, wo eine Beteiligung des Weibes bei Verbrechen in Erscheinung getreten ist, die bisher als fast ausschließliches Gebiet der männlichen Verbrecherwelt angesehen wurden, nämlich der Einbruchsdiebstahl und der Raub. Einbrecherinnen sind im Laufe dieses Krieges wiederholt aufgetreten. Eine Statistik steht mir zwar nicht zur Verfügung, aber das Verbrecheralbum der Berliner Kriminalpolizei hat infolge stärkeren Auftretens der Weiber als Einbrecherinnen eine besondere Gruppe erhalten müssen; von den bis Ende 1917 aufgenommenen 43 Verbrecherbildern[1]) stammen nur 5 aus der Zeit vor dem Kriege; dazu kommen noch 7 in der Kriegszeit als Räuberinnen im Verbrecheralbum aufgenommene Weiber. Ende Oktober 1917 ist aus Essen ein von einem bewaffneten Weibe ausgeführter räuberischer Überfall gemeldet worden: Eine 25—30jährige Frauensperson lockte einen Banklehrling, der gerade 2000 Mark bei einer Bank abgeholt hatte, in den Kellerraum des Bankgebäudes, wo sie ihm unter Bedrohung mit einem Revolver das Geld abnahm und verschwand. Kaum vier Wochen später wird ein ganz ähnlicher Raubüberfall eines bewaffneten Weibes auf ein 15jähriges Mädchen, das bei einer Bank 5000 Mark erhoben hatte, aus Köln gemeldet. Auch hier wurde das Mädchen in den Kellerraum der Bank gelockt und, mit dem Revolver bedroht, beraubt. Ob es sich um eine und dieselbe Täterin handelt, ist mir nicht bekannt. Zu welchen verbrecherischen Gewalttaten die englischen Stimmrechtlerinnen fähig sind, lehren die bis zum Kriegsausbruch aus London berichteten Vorgänge.

Den ausnahmsweise gewalttätig verübten Eigentumsverbrechen des Weibes stehen die heimlichen Diebstähle, namentlich der Taschen-, Laden- und Unzuchtdiebinnen, als die vorherrschende Form der Betätigung diebischer Neigungen des Weibes gegenüber.

Bei den Prostituierten findet man zuweilen auch gewalttätige Elemente, allerdings gestützt auf den Beistand eines Zuhälters. Aus meiner Praxis kenne ich z. B. einen Fall räuberischer Erpressung in der Wohnung der Dirne, die unter Beihilfe ihres Zuhälters den augenblicklich abgefertigten Liebhaber gewaltsam beraubte.

---

[1]) Im Jahre 1918 kamen noch 28 hinzu.

Einen eigenartigen Fall einer rachsüchtigen Diebin erwähnt der italienische Staatsanwalt F e r r i a n i in seinem Werke „Schreibende Verbrecher" (Berlin 1900, Seite 271). Ein zur Dirne niedrigster Sorte gewordenes Dienstmädchen von 23 Jahren mit übler Vergangenheit wurde wegen Diebstahls auf Grund der Aussage eines 9jährigen Zeugen verurteilt. Während der Haft schrieb es mit dem verkohlten Ende eines Streichholzes seinem Zuhälter wörtlich folgendes: „Du rächst mich, oder ich räche mich an Dir; schlachte jenen Knaben ab, zuvor aber bohre ihm die Augen aus."

Um uns nicht zu weit in das Gebiet gewalttätiger Verbrecherinnen zu verlieren, kehren wir wieder zu den Eigentumsverbrechen, insbesondere zu den Erpressungen zurück, denen die nachfolgenden Ausführungen gelten sollen, wobei es weniger auf die strafrechtlich, als auf die kriminalpsychologisch zu beurteilenden Formen dieses Vergehens ankommt, so daß also der weiteste Begriff der erpresserischen Neigung des Weibes Berücksichtigung finden soll.

D i e E r p r e s s e r q u e l l e n d e s W e i b e s. Um die Quellen der Erpressung zu erkennen, muß man zunächst die dem weiblichen Geschlecht zugedachten Schutzrechte näher kennen lernen, im Zivilrecht, wie im Strafrecht.

Im Zivilrecht müssen wir zuerst an die aus eingeleiteten oder abgeschlossenen Geschlechtsverbindungen entstandenen Rechtsverhältnisse denken:

1. Eine große Rolle kommt dem Beweis der Vaterschaft des § 1717 BGB. zu. Zur Begründung einer erpresserischen Forderung wird entweder eine Schwangerschaft vorgetäuscht und als Vorwand ausgebeutet, oder die Geldforderung bezieht sich auf eine sogenannte „Vertrauenskur", deren Finanzierung den Mann nachher zum Anstifter oder Gehilfen des Verbrechens der Abtreibung befördert, wirklich oder scheinbar. Das verbrecherische Weib ist in solchen Dingen sehr erfinderisch, und der Mann hat oft allen Grund, der wirklichen Erforschung der Vaterschaft aus dem Wege zu gehen. Seine offenkundige Scheu vor solchen Feststellungen und Geheimnisentschleierungen und die dabei unschwer zu entdeckende moralische Schwäche macht ihn zu einem nachgiebigen Objekt der Erpresserin.

2. Die im § 825 BGB. geschützte weibliche Geschlechtsehre bildet eine weitere mögliche Einnahmequelle für das erpresserische Weib. Hier wird die Schadenersatzpflicht desjenigen festgesetzt, der eine Frauensperson durch Hinterlist, durch Drohung oder unter Mißbrauch eines Abhängigkeitsverhältnisses zur Gestattung der außerehelichen Beiwohnung bestimmt.

3. Bei schuldhafter Auflösung des Verlöbnisses durch den Mann kann die Verlobte eingetretenenfalls Entschädigung für ihre Defloration nach § 1300 BGB. beanspruchen.

4. Entschädigungsansprüche für bewirkte Defloration und Ansteckung mit einer Geschlechtskrankheit können auf die im § 847, Abs. 2 BGB. festgesetzte Schadenersatzpflicht gestützt werden. Der „Reichstagsausschuß für Bevölkerungspolitik" hat einen Antrag vorgelegt, eine Ergänzung des Reichsstrafgesetzbuchs durch eine Gesetzesvorlage nach der Richtung zu bringen, daß jede Person, die, obwohl sie weiß oder wissen mußte, daß sie geschlechtskrank ist,

trotzdem geschlechtlich verkehrt, bestraft werden kann [1a]). Der Antrag ist inzwischen in das gesetzliche Stadium eingetreten und bereichert dadurch die Erpresserquellen. Die wirkliche oder vermeintliche Ansteckung mit einer Geschlechtskrankheit führt regelmäßig zu persönlichen Differenzen, sowie zu Unkosten für ärztliche Untersuchungen und Heilung. Kommt zu der bisherigen zivilrechtlich begründeten Schadenersatzpflicht noch eine strafrechtlich verfolgbare Gelegenheit hinzu, so werden unter Ausschluß des Rechtsweges einmal in tatsächlichen Ansteckungsfällen außerordentlich hohe Geldforderungen gestellt werden, ebenso in noch zahlreicheren Fällen nur vorgeblicher Ansteckung. Die im Hintergrunde wirkende Drohung der Strafanzeige oder des Strafantrages muß Erpressungen unbedingt begünstigen. Nach Lage der Prostitutionsverhältnisse und der gerichtlichen Praxis werden, ungeachtet der stärkeren Verbreitung solcher Krankheiten durch das eine oder das andere Geschlecht, die Männer die hauptsächlichsten Opfer der so geförderten Erpressungen sein.

5. Im Strafrecht kommen, abgesehen von dem der Ehe zugedachten Schutz des § 172 (Ehebruch), vor allem folgende Bestimmungen zum Schutze der Geschlechtsehre des Weibes in Betracht: § 173 (Blutschande), § 174 (Unzucht mit Pflegebefohlenen, Schülerinnen und der Obhut anvertrauten Personen durch Beamte, Ärzte, Geistliche, Lehrer, Vormünder, Adoptiv- und Pflegeeltern), § 176 (Vornahme unzüchtiger Handlungen an einer Frauensperson unter Drohungen, Schändung willenloser, bewußtloser und geisteskranker Frauenspersonen sowie von Mädchen unter 14 Jahren), § 177 (Notzucht), § 179 (Erschleichung des außerehelichen Beischlafes), §§ 180 bis 181 a (Kuppelei und Zuhälterei), § 182 (Verführung unbescholtener Mädchen vom 14. bis 16. Lebensjahr zum Beischlaf), § 183 (Erregung öffentlichen Ärgernisses, z. B. durch exhibitionistische Handlungen Mädchen oder Frauen gegenüber).

Schließlich wäre hier noch § 220 (Abtreibung der Leibesfrucht ohne Wissen und Willen der Schwangeren, ein in der gerichtlichen Praxis höchst seltenes Verbrechen) zu erwähnen.

Diese Schädigungen begründen auch zivilrechtliche Ansprüche (auf Grund der §§ 823, 824 u. 826 BGB.) und können daher auch eine geeignete Grundlage für Erpressungen bilden. Für das verbrecherisch veranlagte Weib bieten solche gesetzlich begründeten Schadenersatzmöglichkeiten oft gute und bequeme Gelegenheit zu Erpresssungen, da es auf diesem außergerichtlichen Wege leichter und schneller zu höheren Schadensersatzsummen gelangen kann, als durch umständliche gerichtliche Prozesse, die ihm vielleicht selbst sehr unerwünschte Enthüllungen und Enttäuschungen bringen könnten. Von diesem Gesichtspunkte aus ist die durch einen formellen Strafantrag bedingte Strafbarkeit eines Vergehens dieser Art eine recht gefährliche Schlinge, da einer privaten Geldentschädigung, die in der Folgezeit bei weiteren oder erhöhten Ansprüchen

[1a]) Das von 1792—1829 in Kraft gewesene Berliner Bordellreglement (§§ 11 u. 12) enthielt bereits Strafbestimmungen für die schuldhafte Ansteckung mit Geschlechtskrankheiten.

gar leicht erpresserisch fühlbar werden kann, in sehr vielen Fällen der Vorzug gegenüber einer Bestrafung des Täters gegeben wird. So bei Beleidigungen durch Vornahme unzüchtiger Handlungen und insbesondere bei der Verführung unbescholtener Mädchen vom 14. bis 16. Lebensjahr (§ 182), die nur auf Antrag der Eltern (oder des Vormundes) strafbar ist. Die Bestimmungen der §§ 825 und 847, Abs. 2 BGB. können einen Schadensersatz der Verführten begründen. Verlangen also die Eltern (oder die Mutter z. B. als Vormund) von dem Verführer ein sogenanntes „Schweigegeld" oder eine Abfindungssumme, die sie von der Stellung eines Strafantrages abhalten soll, so wäre das an sich noch keine Erpressung. Doch liegen solche Fälle auf der Grenze der Strafbarkeit, denn die ungewöhnliche Höhe der Forderung, der nicht gerade moralische Verzicht auf die Bestrafung eines Sittlichkeitsvergehens in Verbindung mit dem stark betonten Geldinteresse, oder auch die Art der Forderung und ihrer Beitreibung können sehr wohl in eine glatte Erpressung auslaufen. Eine Mutter, die z. B. trotz erhaltenen Schweigegeldes weitere Summen von dem Verführer verlangt, oder die ein Schweigegeld verlangt, trotzdem ihre Tochter nicht mehr unbescholten war, weil sie vielleicht selbst ihre noch nicht 16jährige Tochter wiederholt verkuppelt hat, macht sich unbedingt der Erpressung schuldig, wenn sie Schweigegeld unter Androhung einer Strafanzeige oder anderer Übel, z. B. des Verrats an die Verwandten, an die Ehefrau oder an den Vorgesetzten des Verführers, verlangt.

Hier sehen wir also deutlich die Schattenseiten der in das Belieben eines Einzelnen gestellten Verfolgbarkeit einer strafbaren Handlung: der strafrechtliche Schutz der Geschlechtsehre erzeugt neue Straftaten, die freilich bei weitem nicht alle zur Kenntnis der Strafverfolgungsbehörden gelangen.

Nicht unerwähnt will ich lassen, daß auch periodisch geschaffene und nur vorübergehend geltende Gesetzesbestimmungen zu Erpressungen ausgebeutet werden; es sei hier nur an die infolge Rationierung verbotene Lebensmittelbeschaffung und die Metallbeschlagnahme im gegenwärtigen Kriege erinnert. Manche unvorsichtige Hausfrau ist dadurch der Gefahr der Erpressung durch Dienstboten und neidische Nachbarn ausgesetzt. Selbstverständlich kommen auch Erpressungen vor, bei denen das Weib entweder nur als Anstifterin oder als Gehilfin in Betracht kommt, z. B. sind Fälle bekannt geworden, in denen die homosexuelle Veranlagung eines Mannes von einem Weib und einem Manne in Gemeinschaft zu erpresserischen Geldforderungen ausgebeutet worden ist. Hierher gehört auch der professionelle Ehebruch im Einverständnis des wirklichen oder angeblichen Ehemannes (in Hotels), der die Situation planmäßig zu Erpressungen ausnützt. (In meiner Tricksammlung in Groß' Archiv, Band 22, Seite 207 näher beschrieben.)

Wir wenden uns jetzt einigen Fällen aus der Praxis zu, um Art und insbesondere Form der im schriftlichen Verkehr durch das Weib erhobenen erpresserischen Geldforderungen näher kennen zu lernen. Es handelt sich um Fälle der hiesigen Kriminalpolizei, die ebenso eigenartig oder vielleicht noch um einige Grade kurioser auch anderswo in Erscheinung treten werden. Dabei muß man auch bedenken, daß viele, wahrscheinlich sogar die meisten derartigen erpresserischen Vorstellungen privatim erledigt werden und nicht zur Kenntnis der Strafverfolgungsbehörden gelangen.

Z., Dienstmädchen, 30 Jahre alt, wendet sich unter bedrohlichen Ausdrücken an einen Hauptmann, mit dem sie verkehrt habe und angeblich geschwängert sei, um Unterstützung, da sie jetzt stellenlos sei. Nach einer Anzeige wegen Erpressung setzt sie das Briefschreiben fort und erklärt im nächsten Brief: „Sie behandeln mich wie Verbrecher, Sie übergeben mich der Kriminal; so gut, ich scheue vor nichts zurück. Mein Leben ist sowieso nichts — Jahr eher, Jahr später; aber Briefe sollen Sie noch recht viele von mir erhalten . . . . ich bin erst jetzt gereizt . . . .“

Witwe S., 39 Jahre alt, bittet einen Oberstabsarzt um (postlagernde) Zusendung einer „Gefälligkeit von 1000 Mark“ als Schweigegeld. Die Forderung wird damit begründet, daß die Briefschreiberin Kenntnis davon habe, daß Briefempfänger sich im vollen Waffenrock mit einer Sittendirne eingelassen habe, was gegen seine Offiziers- und Familienehre ausgelegt werden könne. Bemerkenswert sind folgende Briefstellen: „Denken Sie, bitte, nicht zu schlecht von mir, ich bin gleichfalls eine Persönlichkeit guter gesellschaftlicher Stellung ... meine augenblickliche materielle Lage veranlaßt mich, einen solchen Weg heute zu gehen. Ich gebe Ihnen aber hier e h r e n w ö r t l i c h die Erklärung und ich kann mir nachsagen, bisher noch nicht eine unehrenhafte Handlung in meinem Leben begangen zu haben, daß Sie nie wieder etwas von mir, sowie von dieser dunklen Angelegenheit zu hören bekommen, denn ich werde dann sogar dankbar daran denken, daß Sie mich ja aus meiner momentanen Notlage befreiten.“

K., Kellnerin, 23 Jahre alt, kündigt einem Direktor, mit dem sie verkehrte, „Vaterfreuden“ an und erwartet „diesbezüglichen Bescheid“, ob sie eine „Vertrauenskur“ durchmachen soll; „dann schweige ich und Sie zahlen mir die Kosten, oder aber ob ich es Ihren Verwandten schreiben soll“. Der Skatklub würde es durch anonymen Brief erfahren. Als die Anfrage ohne Antwort blieb, schrieb die K.: „. . . Meine Rache werden Sie schon verspüren; denn mir steht Geld zur Seite; ich werde Sie durch Detektive bewachen lassen, nie mehr sollen Sie das Glück haben, ein Mädchen ins Unglück zu stürzen — überall will ich als ein dunkler Schatten hinter Ihnen stehen, — jedem Mädchen, das Sie auf der Straße anreden, will ich zurufen: Hüte Dich, er ist der Vater meines Kindes!“

Kontoristin Anna R. verlangt aus Rache von einer Frau, die sie der gewerbsmäßigen Kuppelei beschuldigt, 3000 Mark Schweigegeld in postlagerndem Brief; verspricht Zurückerstattung mit Zinsen nach 6 Monaten. Andernfalls droht sie mit Strafanzeige.

Mietze, unbekannt, fordert in gemeinen, derben Ausdrücken unter Drohungen der Bloßstellung bei Vorgesetzten und Kollegen von einem Bankbeamten postlagernd drei Mark Restguthaben für gewährten Geschlechtsverkehr. (Die Handschrift des Erpresserbriefes läßt auf ein Dienstmädchen oder eine Arbeiterin niedrigster Art oder eine Prostituierte, Anfängerin, schließen.)

Diese Fälle sind geradezu harmlos im Vergleich zu jenen der hartnäckigen und unentwegten Erpresserinnen, deren verbrecherische Tätigkeit schon eine Gewerbsmäßigkeit erkennen läßt.

Hier drei solcher Fälle:

Frieda B., Prostituierte, zur Zeit der Tat 26 Jahre alt, im 13. Lebensjahre wegen Diebstahls mit einem Verweise bestraft, außerdem später zweimal wegen Sachbeschädigung, mehrmals wegen Übertretung der sittenpolizeilichen Vorschriften. Zuletzt wegen versuchter Nötigung und gefährlicher Körperverletzung zu $2^1/_2$ Monaten Gefängnis und wegen Diebstahls und Erpressung zu 3 Monaten, 3 Tagen Gefängnis verurteilt.

Die B. drangsalierte die Männer, die mit ihr in näheren Verkehr traten, durch fortgesetzte Drohbriefe und telephonische Anrufe, durch Besuche und Beschuldigungen bei Angehörigen, durch Belagerung des Geschäftslokals oder der Wohnungen (auch zur Nachtzeit), durch Angriffe auf offener Straße und in Lokalen, zum Teil auch unter Drohung mit einem Revolver und Werfen mit dem Bierglas, ferner durch Beschuldigungen der Ansteckung mit einer Geschlechtskrankheit. In einem Falle verschaffte sie sich Name und Adresse eines verheirateten Herrn, der sich auf ihre Einladung in einem Lokal an ihren Tisch gesetzt hatte, durch heimliche Wegnahme seiner Geschäftskarte, veranlaßte ihn zu öfterem Zusammentreffen und hat es in diesem Falle unter Ausschluß jeglichen intimen Verkehrs fertig gebracht, unter starken Belästigungen und Bedrohungen kleinere Geldbeträge von ihm zu erpressen, der sie dann auch anzeigte. Bei der Haussuchung wurden weitere Korrespondenzen anderer Männer gefunden, in denen unter allerhand Beteuerungen oder Warnungen dringend gebeten wurde, daß sie von ihren schädigenden Belästigungen endlich Abstand nehmen solle. Nur ihre Verhaftung und Verurteilung hat jene Männer aus ihren erpresserischen Schlingen befreien können.

Klara B., Prostituierte, 26 Jahre alt, behauptet (in zwei bekannt gewordenen Fällen), geschwängert worden zu sein, und versucht unter fortgesetzten Drohungen Geld zu erpressen. Im zweiten Falle ergeben sich aus den Gerichtsakten folgende Tateinzelheiten: Der Verkehr fand im August statt und erst im November läßt die B. durch Briefe und Fernsprecher wieder etwas von sich hören. Der erste Brief enthält nur zarte Andeutungen, dann steigert sie aber ihre Lage bis zur Verzweiflung, äußert Selbstmordgedanken, fordert zur Abtreibung auf, verlangt 75 Mark für die durch eine Hebamme angeblich ausgeführte Abtreibung. In einem Briefe erklärt sie direkt, daß sie dem Manne nach dem Leben trachte, schickt ihm auch in einem späteren Briefe eine Sublimatpastille mit, um ihn zum Selbstmord zu ermuntern, der doch dem Zuchthause vorzuziehen sei. Nach der Wohnung des Mannes bestellt, wurde sie verhaftet. In ihrem Besitz befanden sich zwei gefüllte Fläschchen, das eine im Jackenärmel, das andere in einem Strumpf; das eine enthielt Salzsäure, die sie nach eignem Geständnis dem Manne ins Gesicht gießen wollte, das andere enthielt eine Sublimatlösung zum angeblichen Selbstmord nach vollbrachter Tat.

Im ersten Fall, der noch durch eine von ihr geschriebene Strafanzeige wegen angeblicher Anstiftung zur Abtreibung illustriert wurde, erklärte sie bei ihrer Vernehmung: „Ob ich schwanger bin, kann ich wirklich selbst nicht sagen. Ich habe das dem Manne nur gesagt, um mich bei ihm und anderen interessant zu machen, oder die Herren zu ärgern, die mich beiseite schieben wollten . . . Ich hatte meinen Spaß daran, wie solche, mit denen ich verkehrte, in Angst kamen, wenn ich ihnen schrieb oder mitteilte, ich sei schwanger. Auf Geldvorteile hatte ich es dabei nicht abgesehen . . .“

Die B. war im 23. Lebensjahre nach einem Selbstmordversuch (aus sexueller Veranlassung) vier Monate lang in einer Irrenanstalt untergebracht. Ihre wiederholten Selbstmordversuche wurden nicht für ernst gehalten. Auch im Laufe der hier erwähnten Erpressungsversuche kam die B. zwecks Beobachtung ihres Geisteszustandes wieder in eine Irrenanstalt (Tobsuchtsanfälle, Zerstörungswut). Das psychiatrische Gutachten lautete dahin, daß die B. auf dem Boden erblicher Belastung und Entartung an schwerer psychopathischer Minderwertigkeit in Verbindung mit Schwachsinn leide und zur Zeit ihrer Entlassung aus der Irrenanstalt geistig gestört, nicht verhandlungs- und nicht haftfähig sei. Auch sei anzunehmen, daß sie zur Zeit der Tat im Sinne des § 51 St.G.B. geisteskrank gewesen sei. Daraufhin wurde die B. außer Verfolgung gesetzt und der Freiheit zurückgegeben.

Charlotte N., frühere vielbesuchte Lebedame, vom 35. Lebensjahre ab Kupplerin, dann Erpresserin, angeblich bis zum 25. Lebensjahre Verkäuferin unter anständigen Lebensbedingungen. Erste Bestrafung im 39. Lebensjahr wegen Kuppelei, Beleidigung, versuchter und vollendeter Erpressung mit 1 Jahr, 1 Monat Gefängnis; ein Jahr darauf wegen versuchter Erpressung und Beleidigung in zwei Fällen zu 10 Monaten Gefängnis und im 50. Lebensjahr (1915) wegen versuchter Erpressung zu 3 Monaten Gefängnis verurteilt. Im ersten Falle richtete sich ihr Erpresserfeldzug gegen einen Grafen, im zweiten Falle gegen einen Herzog und im dritten Falle gegen einen Baron (einen hochgestellten Staatsbeamten). Die N. ist ein typisches Bild der gewerbsmäßigen Erpresserin. Den ihrem Lebenswandel ganz angepaßten Rechtfertigungsstandpunkt ersehen wir aus ihren Briefen und Vernehmungen: Früher sei sie allen gut genug zum Amüsieren gewesen und jetzt in ihrer „Not“ wolle niemand von ihr etwas wissen. Sie verlangt für die „schönen Erinnerungen“ Freigebigkeit von ihren früheren Liebhabern in guten Stellungen, gewissermaßen also eine Art „Ersatzleibesrente“; ein reeller Erwerb falle ihr jetzt sehr schwer. Von den vielen Tausenden, die sie früher verdient habe, sie spricht von ihren Einkünften in einigen Jahren im Betrage von 80 000 Mark, sei ihr nichts mehr geblieben.

In ihren Erpresserbriefen des letzten Falles schreibt sie: „Heute, in dieser schweren Zeit, hilft mir niemand, nun muß ich alle Hilfstruppen heranziehen, die mir zu Gebote stehen ... Sie sind jetzt an der Reihe, mir beizustehen. Wollen Sie, daß ich persönlich antrete oder mich an Herrn . . . (seinen Vorgesetzten) wende? . . . Junggesellen haben über ihr moralisches Leben weniger Rechenschaft abzulegen als junge Ehemänner, noch dazu, wenn sie hohe Beamte sind . . . Fand mich der Herrn Baron damals, als ich ihn nicht brauchte und aus gefüllter Schüssel aß, so werde ich ihn jetzt zu finden wissen, da ich ihn brauche, und zwar in äußerster Not. Wenn Sie mir 100 Mark schicken, kann ich die allergröbsten Sorgen erledigen und würde dankbar vorläufig quittieren . . . Ich bitte höflichst wie dringend, meine Angelegenheit nicht auf die leichte Schulter zu nehmen . . ."

Auf einen Warnbrief durch einen beauftragten Rechtsanwalt schrieb sie: „. . . Ich mache mir absolut nichts daraus, wenn ich auch für Sie ins Gefängnis gehe. Ich habe nichts zu verlieren. Sie sind kein junger, dummer, neugebackner Leutnant, sondern ein hoher Beamter, verheiratet und haben ein wenig auf die öffentliche Meinung Rücksicht zu nehmen . . ." (Die Forderung wurde jetzt auf 300 Mark erhöht!)

Die Briefe sind alle mit vollem Namen und Adresse gezeichnet. Bei der Verhaftung verschluckte die N. eine Sublimatpastille und wurde in ein Krankenhaus überführt, bald darauf aber wieder ohne Schaden entlassen. In der Hauptverhandlung war die N. geständig und machte zu ihrer Entschuldigung geltend, daß ihre krankhafte Erregung durch die damalige Menstruationszeit aufs höchste gesteigert gewesen sei.

Auf Grund der psychiatrischen Untersuchung wurde begutachtet, daß die N. im Beginn der gefährlichen Wechseljahre stehe, daß sie infolge ihres ausschweifenden Lebenswandels stark hysterisch sei, und daß die ersten Zeichen für Querulantentum vorhanden seien. Unzurechnungsfähigkeit, die sie dem Gutachter gerne suggerieren wollte, liege aber nicht vor, nur geistige Minderwertigkeit. Daraufhin wurde sie wegen versuchter Erpressung zu drei Monaten Gefängnis verurteilt, die sie auch verbüßte. Aus Anlaß ihrer Verhaftung hatte die N. schwer beleidigende Briefe gegen Beamte der Kriminalpolizei gerichtet, die ihr noch eine Zusatzstrafe von zwei Monaten eintrugen.

Die Beteiligung der Halbweltlerinnen an den Erpressungen, aus welchen der vorliegende typische Fall gewählt wurde, fällt meistens in die Zeit des sexuellen Ruhestandes. Erpressungen in diesen „höheren Kreisen" sind weit häufiger, als man vermutet, sie sind aber der Öffentlichkeit wie auch der gerichtlichen Praxis durch die gebotene Rücksichtnahme auf den vornehmen Familienkreis und die soziale Stellung des Opfers entzogen und werden oft durch gewisse Vermittelungsinstanzen aus der Welt geschafft. Die hier geübten Erpressungsmanöver beschränken sich in der Form nicht etwa auf bloße zarte Andeutungen, sondern werden nach entsprechender Vorbereitung in äußerst kritische Momente verlegt, z. B. auf den Tag der Verlobung oder der Hochzeit des Opfers, wo sie bei rücksichtslosem Vorgehen um so schnelleren Erfolg haben.

Solche Gelegenheiten pflegen zuweilen auch von verlassenen Geliebten gewählt zu werden, die sich mit ihrem unehelichen Kinde beim Erscheinen des Brautpaares vor dem Standesamt oder an der Kirche in mehr oder weniger auffälligen und belästigenden Auftritten bemerkbar machen.

Das psychopathische Weib entwickelt oft bestimmte **sexuell gefärbte überwertige Ideen** und wird von diesen aus zur Kriminalität getrieben. **Birnbaum**[2]) nennt diese Verbrechergruppe die psychopathischen „**Liebesverfolgerinnen**". Gewöhnlich sei die Sache die, daß irgendeine unverbindliche Äußerung oder irgendwelches falsch aufgefaßte Verhalten von männlicher Seite, aber auch eine wirkliche sexuelle Annäherung und ein geschlechtlicher Verkehr in ihnen den Gedanken an Ehe oder sonstige Versorgung wachgerufen habe und sie nun, beherrscht von dieser meist ungenügend begründeten, überwertigen Überzeugung, einen Kampf um Ehre und Ehe beginnen. Voll durchdrungen von der Rechtmäßigkeit ihrer Ansprüche, verfolgen sie dann den männlichen Partner teils mit aufdringlichen Liebesbezeugungen, teils mit noch gröberen und gefährlicheren Waffen, die zu schweren Rechtsverstößen Anlaß geben können. (A. a. O. werden auch einige solche Fälle aus der Praxis erwähnt.)

Der nächste und letzte Fall von Gelderpressung muß etwas eingehender dargestellt werden, weil er in seiner Art einzig dasteht und einen seltenenEinblick in die rätselhaften Gedankengänge eines noch sehr jugendlichen Mädchens gewährt. (Man beachte die schülerhaften kurzen Sätze!)

„Berlin, d. 19. 5. 15.

Sehr geehrter Herr Postdirektor!

Von Ihrem bedauerlichen Unfall in der Spandauerstraße habe ich Kenntnis genommen. Sie sind nicht das Opfer eines Unglückes geworden, sondern das eines Schurkenstreiches. Ich würde Ihnen alles persönlich erzählen, doch habe ich nicht die Freiheit dazu. Hören Sie mich an:

Ich bin, vielmehr ich war die Geliebte dieses Schurken. Ich lernte ihn in einer Ballfestlichkeit kennen. Er war ein liebenswürdiger Mensch. Doch nur zu bald erkannte ich, daß ich in die Hände einer Verbrecherbande gefallen war, deren Anführer mein Geliebter war. Ich bin aus Magdeburg gebürtig. Mit meinem letzten Gelde versuchte ich zu flüchten. Ich wurde jedoch zurückgebracht und schärfer bewacht. Ich mußte nun die Hausfrau spielen. Wenn seine Gehilfen auf nächtliche Streifzüge gehen wollten, muß ich vor der Beratungsstube „Posten" stehen. Ja, man zwang mich mit einem Revolver dazu. Ich beschloß schon öfter aus dem Leben zu scheiden. Doch was würden meine Eltern dazu sagen. Sie wissen nichts von meinem Elend.

Mein Geliebter ist schon lange bei der Straßenbahn als Fahrer angestellt. Forschen oder fragen Sie nicht an, denn der Schurke würde mich totschlagen. Ich ging gerade die Spandauer Straße entlang. Ich sah den Geliebten vorüberfahren. Sie kreuzten das Geleise. Kaum hatte der Verbrecher Sie erblickt, als er auch schon ohne zu besinnen in die falsche Weichenstellung hinein fuhr, um Sie zu vernichten. Doch der Plan mißlang. Seit dem Unglück trachtet er danach, Sie zu vernichten. Er ist ein gefährliches Subjekt, das vor keiner Tat zurück scheut. Er kennt Sie, aber Sie kennen ihn nicht. Er ist Ihr Feind.

Ich trage die Ketten der Knechtschaft ein Jahr. Ich bin jetzt bereit, alles zu verraten, damit diese Bande der Gerechtigkeit nicht entgeht. Doch dazu fehlen mir die Mittel. Die Verbrecher würden mich beseitigen; denn ich bin eine Belastungszeugin. Ich weiß verschiedene Verbrechen aufzuklären. Auch der rätselhafte Tod des kleinen Mädchens[3]), deren Leiche in der Spree gefunden worden ist, ist mir nicht unbekannt. Ich bitte Sie daher, mir etwa 400 bis 500 Mark auszuhändigen, damit ich zu meinen armen Eltern zurückfahren kann. Denn dieselben denken, daß ich in Berlin arbeite. Was soll ich sagen, wenn ich heimkomme? Ich kann höchstens eine Ausrede machen. Ich kann

---

[2]) „Die psychopathischen Verbrecher", Berlin 1914, S. 327.

[3]) D. h. der ermordeten Schülerin Else Ley in Berlin.

sagen: Ich war in einer Fabrik und habe das und das erspart! Ich kann meinen Eltern die Schmach nicht bereiten und alles erzählen. Sie, Herr Postdirektor, sollen mir helfen, die Verbrecher hinter Schloß und Riegel zu bringen. Denn ich habe Zeugen und Beweise. Ich bedarf aber des Geldes, um nach meiner Vaterstadt zu reisen. Alles andere sollen meine Eltern nicht erfahren. Ich bitte Sie, mich nicht zu verraten, damit meine Eltern keine Unannehmlichkeiten haben. Die Beweise sind schriftlich, weil die Verbrecher ein Buch über ihre Einbrüche führen. Die Namen der Verbrecher sind auch genannt. Ich zweifle nicht daran, daß Sie mir helfen werden. Wenn es mir nicht möglich sein sollte, so werde ich nach erfolgreicher Tätigkeit zu Ihnen kommen. Noch eins, ich habe vergessen, Ihnen meinen Wohnort zu sagen. Doch das darf ich nicht, bevor ich mich nicht sicher weiß. Ich flehe Sie an, tun Sie nichts weiter, als was ich Ihnen befohlen habe. Sie reichen die Beweise ein und die Verhaftung wird erfolgen. Wenn Sie mich befreien wollen, so schicken Sie möglichst kleines Papiergeld. Den Betrag können Sie nicht zur Post bringen, denn jetzt werde ich beobachtet. Nur auf einem Wege werde ich nicht beobachtet. Das ist der Weg zum Friedhof. Ein Freund von der Bande ist gestorben und dort begraben. Täglich gehe ich hin, um das Grab zu gießen. (— — Nun folgt in ganz ähnlicher Weise wie im nächsten Briefe die Bezeichnung des Grabes, in dessen Nähe der Betrag einzugraben ist. — —) . . . am Donnerstag oder Freitag werden Sie an derselben Stelle ein Paketchen vorfinden. Das sind die Beweise. Dieselben reichen Sie ein, und die Verbrecher werden festgenommen werden, während ich zur rechten Zeit nach Magdeburg flüchten werde. Dann haben Sie ein geknechtetes Mädchen befreit und Verbrecher ihrem Richter überliefert. Der Allmächtige wird Ihnen die Tat vergelten.

Wenn Sie diesen Brief der Polizei übergeben, bin ich unrettbar verloren. Die Verbrecher erfahren alles. Sie sind der einzige Mann, zu dem ich Vertrauen habe und helfen Sie mir in Gottesnamen.

Auf dem Wege zum Kirchhof steckte ich den Brief in den Kasten. Die Verbrecher sind aber in M . . . ansässig. Forschen Sie nicht nach, dann bin ich und Sie verloren. Da Sie hier auf dem Friedhof fremd sind, lege ich eine Zeichnung bei. Die Ihrige Hilfe stündlich erwartend . . . . . ."

(NB.! Man beachte die kriminelle Steigerung der erpresserischen Forderung in dem nächsten, vier Wochen später geschriebenen Briefe!)

„Berlin, den 16. Juni 1915.

Sehr geehrter Herr!

Durch ein Zufall nahm ich von der Tragödie in ihrer Familie teil. Durch die Zeitung und anderen Detektivs habe ich alles erfahren. Ich muß nun zu Maßregeln greifen.

Ich, der „große Unbekannte", weiß, daß Sie zu Ihrer Frau in keinem guten Verhältnis standen. Ich weiß auch, daß Sie an der Verzweifelung ihrer Frau schuld haben. Durch meine Gehilfen habe ich alles erfahren und habe schriftlich Beweise gegen Sie. Die geheimnisvollen Gänge und andere Sachen sind mir nicht fremd. Beweise sind da. Sie haben ihre Frau schroff behandelt. Ich bin auch Zuhörer und Zeuge von Zwistigkeiten und Drohungen gewesen. Zuhörer können es bezeugen. Ich müßte eigentlich alles anzeigen, da ich unzählige Beweise gegen Sie führe. Da Sie der schrecklichen Befürchtung ausgesetzt sind, ihre Frau zu verlieren — oder tut es Ihnen nicht leid — will ich von einer Ihnen verderbenbringende Anzeige Abstand nehmen. Wenn Sie jedoch eine Forderung, die ich bald stellen werde, nicht erfüllen, werden Sie ein unglücklicher Mann sein, welcher seine Stellung und seine Frau verliert.

Erst noch eine Frage. Wenn Sie den Brief der Polizei übergeben, so werde ich keine Minute zögern, eine Anzeige zu erstatten. Ich bin eine bekannte Persönlichkeit und es würde mir nicht schwer fallen, Ihre Verhaftung zu bewirken. Doch genug davon. Ich frage jetzt:

Sind Sie, Herr F . . ., willig, mir in bar 500 M., geschr. fünfhundert Mark Schweigegeld zu geben?

Wenn Sie gewillt sind, noch mehr Summen zu geben, bin ich voll befriedigt.

Sie wissen, was davon abhängt!

Ich leiste meinen Schwur darauf, Sie nicht wieder zu belästigen. Diesen Brief dürfen Sie niemand zeigen. Ich bekomme alles zu erfahren.

Nun, wo werden Sie mir diese k l e i n e Summe hinbringen? Sie wohnen in Schöneberg-Friedenau. Dann besteigen Sie die Straßenbahn und fahren nach Berlin-Norden Seestraße. Auf der linken Seite befindet sich ein Friedhof. Dort gehen Sie hinein. Biegen rechts ab und gehen immer gerade aus. Bald werden Sie eine Pumpe erblicken. Das ist die erste. Sie gehen dann solange, bis Sie an die zweite kommen. Von der zweiten aus biegen Sie nach rechts ein. Das ist die Abteilung Nr. 6. Sie gehen dann ziemlich bis zur Mauer und dort beginnt die Reihe Nr. 1. Sie suchen dann das Grab Nr. 103. Der Name ist Klara L . . . Am oberen Ende des Grabes steht ein Denkmal. Hinter dem Denkmal graben Sie eine Vertiefung. Hier legen Sie den Betrag hinein; decken Sie aber alles sorgfältig zu. Ich rate Ihnen, morgens zu gehen, da es sonst auffallen könnte. Das Geld ist in Papier zu bringen, möglichst in 20- oder 10-Markscheinen. Durch das Gießen und auch durch Regen wird das Papiergeld verdorben. Ich bitte Sie daher, den Betrag in eine kleine Kiste zu tun. Da Sie hier fremd sind, lege ich eine Wegeszeichnung mit hinein. Das alles muß binnen 8 Tagen geschehen, widrigenfalls ich Anzeige erstatte.

Sie werden denken, ich wohne im Norden Berlins! In Wirklichkeit wohne ich wo anders.

Wenn Sie noch Wünsche haben oder Mitteilungen, so können Sie einen Brief beilegen.

Ich möchte noch bemerken: Falls Sie diese Forderung nicht erfüllen, verlieren Sie Ihre Frau! Ich stehe mit den Ärzten des Krankenhauses in Verbindung und dieselben werden nicht zögern, Ihrer Frau falsche Medizinen zu geben, welche den Tod bezwecken. Denn wer im Krankenhaus stirbt, wird nicht weiter untersucht. Dieses Schicksal steht Ihrer Frau bevor, wenn eine Weigerung der Forderung eintritt.

Ein Detektiv, der seine Schuld an Ihnen ausgleichen will."

(NB.! Dieser letzte Absatz, wie noch einige andere Stellen waren mit roter Tinte geschrieben.)

Als Verfasserin der obigen Erpresserbriefe wurde ein 13jähriges Mädchen ermittelt; aus dem Ergebnis der aktenmäßigen Feststellungen sei folgendes erwähnt:

Die Schülerin Luise D., am 23. 4. 1902 in Berlin geboren, bei ihrer Mutter, die eine unbescholtene Näherin ist, in Berlin wohnhaft, führte sich bisher gut und ist eine der besten Schülerinnen ihrer Klasse. Sie ist über den Durchschnitt intelligent und geistig geweckt. Als Verfasserin und Absenderin der beiden hier im Wortlaut wiedergegebenen Erpresserbriefe macht sie folgende Angaben:

„Meine Mutter hielt bis Mitte Juni 1915 die ‚Morgenpost', ich las darin den Straßenbahnunfall des Postdirektors B. und einige Tage später den Mord und Selbstmordversuch der Frau F. Da meine Mutter in bescheidenen Verhältnissen lebt und ihren und meinen Lebensunterhalt durch Verrichtung von Näharbeiten verdient, hatte ich das Bestreben, sie zu unterstützen und ihre Lebenslage zu verbessern. Mir kamen daher die Gedanken, aus dem Gelesenen Kapital zu schlagen und fertigte die Briefe während der Erledigung meiner Schularbeiten an . . ."

In einer weiteren Vernehmung über das Motiv zur Tat erklärte die D.: „. . . Ich habe sehr viele Detektivromane gelesen: wie ich eigentlich dazu gekommen bin, diese Briefe zu schreiben, weiß ich selbst nicht. Ich gebe aber zu, daß ich das Geld haben wollte, um es mir für später aufzuheben. Ich wollte dann, wenn die ganze Geschichte vergessen sei, mich mit dem Gelde amüsieren. Ich wußte, daß es eine Schlechtigkeit von mir ist, diese Briefe zu schreiben. Was den Fall F. anbetrifft [4]), so habe ich in der Morgenpost von dem Fall gelesen. Ich dachte, es müßte in der Familie F. etwas vorgefallen sein, da derartige Sachen ohne Grund nicht zu geschehen pflegen. Ich schrieb darauf den Brief und rechnete damit, daß F. die gewünschten 500 Mark oder einen Teil wenigstens im Friedhof vergraben würde. Ich hatte nämlich einmal gelesen, daß ein Mann Geld veruntreut hatte, das er an einer Grabstätte vergraben hatte. Den Unfall des Postdirektors B. habe ich gleichfalls in der ‚Morgenpost' gelesen. Den Stoff zu dem Briefe an B. hatte ich gleichfalls aus Büchern entnommen. Ich wollte mal sehen, was der Postdirektor auf den Brief hin machen würde. Ich sah die Sache halb als Scherz und halb als Ernst an. Ich hielt es für wahrscheinlich, daß der Straßenbahnführer mit Absicht den Postdirektor angefahren hat, da jetzt ja so schlechte Leute bei der Straßenbahn angestellt seien." Als die D. zwecks Vernehmung vor Gericht eine Vorladung erhielt, flüchtete sie und wurde zwei Tage später in der Nähe Berlins aufgegriffen.

Aus dem psychiatrischen Gutachten sind noch folgende Bemerkungen über die D. hier von Bedeutung: „In geistiger Beziehung macht sie einen ausgesprochen geweckten Eindruck und ist auch nicht ängstlich, sondern antwortet ganz frei auf die ihr gestellten Fragen. Dabei macht sie durchaus nicht den Eindruck der Frechheit oder Abgebrühtheit, ist vielmehr bescheiden und gesittet in ihrem Wesen . . . Sie ist sicher weder geisteskrank, noch geistesschwach . . . Sie ist ein einsiedlerischer Geist, und ihre liebste Unterhaltung ist es, ihrer Phantasie freien Lauf zu lassen. Dazu dienen ihr Zeitungen und Bücher, am liebsten solche abenteuerlichen Inhalts . . . Die Erpresserbriefe verraten wohl eine üppige Einbildungskraft, aber eine sehr kindliche Urteilsschwäche . . . . Die 13jährige Luise D. mag wohl, als sie die erpresserischen Handlungen beging, das Bewußtsein gehabt haben, etwas Unrechtes zu tun, was nicht herauskommen dürfe, aber schwerlich die Einsicht, daß sie etwas gerichtlich Strafbares begehe. Die Tragweite ihrer Handlungen ist ihr wohl doch nach keiner Richtung klar gewesen [5]):

Daraufhin wurde das Strafverfahren eingestellt.

Kriminalpsychologisch muß m. E. dieser Fall doch etwas anders beurteilt werden, als es von psychiatrischer Seite geschehen ist, nämlich: Ob die 13jährige D. aus verbrecherischer Neigung gehandelt hat, also sich strafbar machte, könnte man erst aus ihrem späteren Verhalten, also retrospektiv beurteilen. Eine an sich strafbare Handlung eines Jugendlichen von vornherein ausschließlich auf Grund des kriminellen Tatbestandes exkulpieren zu wollen, sei es auch mit Hilfe der psychiatrischen Zwischeninstanz, hat etwas Prophetisches an sich, das aber in der Rechtspflege wenig angebracht

[4]) Nach der betreffenden Zeitungsnotiz, in der übrigens die genaue Adresse genannt war, versuchte die Frau F. sich und ihre beiden Kinder durch Leuchtgas zu vergiften; die beiden Kinder wurden so getötet, die Frau aber gerettet.

[5]) Der Gutachter rechnete sie zu den „degenerativen Phantasten".

ist. Eine bedingte Verurteilung, bzw. bedingte Begnadigung der Dreizehnjährigen wäre daher richtiger gewesen, um so mehr, als eine den Durchschnitt übersteigende Intelligenz der Täterin bestätigt worden ist, die auch die Erkenntnis der Strafbarkeit zur Folge haben muß, so daß die Voraussetzungen des § 56 StGB. nicht vorliegen. Ein solcher Abschluß des Verfahrens hätte auch die Möglichkeit einer Beaufsichtigung der nächsten Lebensjahre des Mädchens geboten. Auch die Lektüre von Schundliteratur, deren verderblicher Einfluß auf die Jugend hier klar zutage getreten ist, enthält neben der Darstellung der Verbrechensausführung auch, mehr oder weniger betont, die Tätigkeit der Strafverfolgungsorgane, die auch Jugendliche genügend über das Unrecht und seine Strafbarkeit aufklärt. Daß der Erpressungsversuch der Dreizehnjährigen ernst gemeint war, ergibt sich aus ihrem Gang zur Hinterlegungsstelle, bei dem sie erst ermittelt werden konnte. Wäre ihr eine Geldsumme in die Hände gefallen, dann hätte es sich alsbald gezeigt, ob sie mehr verbrecherisch oder mehr ehrlich veranlagt ist. Entweder hätte sie, ihrem angeblichen Motiv entsprechend, das Geld zur Unterstützung ihrer Mutter verwendet, oder sie hätte es vergeudet. Im ersteren Falle hätte sie sich aber, die Ehrlichkeit der Mutter vorausgesetzt, auf deren Widerstand und die Enthüllung der verbrecherischen Erlangung des Geldes gefaßt machen müssen, der sie vielleicht doch lieber aus dem Wege gegangen wäre. Es liegt daher auch in ihrer Verteidigung eine gewisse Geschicklichkeit und Überlegung, die aber m. E. eine gewisse bewußte Unwahrheit und Unehrlichkeit voraussetzt. —

Vergleicht man die von männlichen Verbrechern geschriebenen Erpresserbriefe mit den hier mitgeteilten weiblicher Verbrecher, so bieten sie in psychologischer Hinsicht recht interessante Abweichungen, die vor allem in einer oft lächerlichen, widerspruchsvollen oder zielunsicheren Form zu erkennen sind. Die Phrase der „ehrenwörtlichen Versicherung“ künftiger Schonung kehrt, wie in den Briefen gewerbsmäßiger männlicher Erpresser, auch hier wieder.

Zum Schluß noch einige weitere Ausblicke auf die e r p r e s s e r i s c h e n G r e n z g e b i e t e. Sieht man von dem direkten Vermögensvorteil ab, der durch die erpresserische Handlung erreicht werden soll, so ergeben sich noch eine Reihe von Fällen, die zwar außerhalb der Grenze der Strafbarkeit liegen, aber doch auch leicht andere strafbare Handlungen zur Folge haben können, namentlich Beleidigungen. Es können zwischen Mann und Weib heikle Situationen geschaffen werden, die einerseits durch mißverstandene Handlungen des Mannes hervorgerufen und andererseits durch eine zu große Empfindsamkeit des Weibes zu einer höchst unangenehmen, ja strafbaren Handlungsweise ausarten können. Die als Nötigung auszulegende Handlung des Weibes kann darin bestehen, dem Manne, der es, z. B. durch eine unerwünschte oder ungeschickte Annäherung, oder auch durch Außerachtlassung konventioneller Formen, in der Öffentlichkeit angeblich tief beleidigt hat, irgendeine Demütigung zuteil werden zu lassen. Es sind für den unbeteiligten objektiven Beobachter meistens tragikomische Zwischenfälle. Um meine Andeutungen durch zwei Beispiele klarer zu machen, will ich zunächst einen hierher gehörigen Fall erwähnen, der vor mehreren Jahren in München bekannt wurde, und dessen ich mich gerade, mangels eines besseren, erinnere. Ein Student lernte in guter Gesellschaft eine junge Dame kennen, die er gleich für den nächsten Tag zu einem Stelldichein einlud. Zur angegebenen Stunde erschien am Platze ein Dienstmann und überreichte dem vergeblich Wartenden einen Brief, dem er ein Exemplar von „Knigges Umgang mit Menschen" entnahm. Merkwürdigerweise mußte auch die Öffentlichkeit über diesen Reinfall durch eine Notiz in einer Tageszeitung unterrichtet werden.

Ein ähnlicher Fall mit schlimmeren Folgen: Eine junge Dame stand an einem öffentlichen Fernsprecher und telephonierte. Ein junger Leutnant, der hinzukam und wartete, bis der Fernsprecher frei wurde, bemerkte, daß in der Kleidung der Dame etwas in Unordnung war; er machte sie darauf aufmerksam und erbot sich, ihr behilflich zu sein, womit sie einverstanden war. Zwei andere junge Damen beobachteten diesen kleinen Zwischenfall und stellten jener die Hilfeleistung des Leutnants so dar, als ob er sie in „unsittlicher Weise" ausgeführt habe. Darauf verklagte sie den Leutnant wegen Beleidigung; der Angeklagte wurde aber freigesprochen, da seine Unschuld dargetan sei. Die Verhandlung fand (kurz vor Beginn des Krieges vor einem Berliner Militärgericht) unter Ausschluß der Öffentlichkeit statt, so daß eine völlige Klarheit der Tatumstände nicht vorliegt. Nach einer anderen Zeitungsdarstellung soll der Leutnant von der Dame unbemerkt und uneingeladen die störende Unordnung in ihrer Kleidung beseitigt haben und von zwei jungen Damen seines Vergehens der beleidigenden Ausführung dieses Hilfedienstes überführt worden sein. Die Tatsache bleibt aber bestehen, daß einem Manne, dem nicht ohne weiteres ein unsittliches Verhalten in der Öffentlichkeit zugetraut werden kann, durch eine mißverstandene oder als unsittlich suggerierte Hilfeleistung einer jungen Dame gegenüber die größten Unannehmlichkeiten erwachsen sind.

Sehen wir von dem durch die Erpressung zu erzielenden Vermögensvorteil ab, der ja bei der Nötigung juristisch auch gar nicht vorausgesetzt wird, so können wir noch eine Reihe psychologisch verwandter Nötigungsakte hierher zählen, die mehr ideelle, wenn auch keineswegs ideale Vorteile bezwecken. In erster Linie sind die erzwungenen und beschleunigten Heiraten zu erwähnen. — Eine Frau, die den treulosen Ehegatten mit allen Mitteln zurückzugewinnen sucht, kämpft ja um ihr verbürgtes Recht, wenn auch die Wahl ihrer Mittel sie selbst strafbar machen kann. Eine Frau, die aber ihren Ehemann loswerden will, auch solche Fälle sind ja nicht selten, kann nur zu unlauteren Mitteln greifen, die immer als eine indirekte Nötigung aufzufassen sind. Z. B. denunziert sie ihn bei den Militärbehörden, damit er zum Heere eingezogen wird und an die Front kommt, oder bei den Strafverfolgungsbehörden, damit er in Untersuchungshaft und daran anschließend vielleicht auch in längere Strafhaft kommt, nur um den Weg zur „Freiheit", d. h. zu einem lockeren Lebenswandel zu erreichen. Die Denunziation wird selbstverständlich meistens anonym oder unter Mißbrauch eines fremden Namens ins Werk gesetzt; an den behaupteten Straftaten muß etwas Wahres sein, weil ja sonst der Zweck nicht erreicht würde. Solche Fälle spielen sich gewöhnlich in den niederen Volksschichten ab, wo derbere Sitten herrschen.

Die Lebensbedingungen der gewerbsmäßigen Dirne sind so eigenartiger Natur, daß sie denjenigen, der zu ihr in dauernde nähere Verbindung tritt und zuhälterische Vorteile von ihr annimmt, allmählich in ein Abhängigkeitsverhältnis bringt, das nur durch mehr oder weniger versteckte Drohungen mit einer Strafanzeige wegen Zuhälterei verlängert und immer wieder erneuert, oder schließlich nur infolge Erpressungen aufgelöst werden kann.

Typisch ist auch noch folgender Vertragsentwurf, zu dessen Unterzeichnung eine 26jährige Maschinenschreiberin ihren früheren Geliebten, als er sich anderweitig verheiraten wollte, zu nötigen versuchte: „Ich, Endesunterschriebener, verpflichte mich hiermit, das im Jahre 1902 mit Fräulein Olga B . . . seinerzeit begonnene Liebesverhältnis auf platonische Weise fortzusetzen, und zwar unter nachstehenden Bedingungen: 1. habe ich den Verkehr so lange aufrecht zu erhalten, solange es Frl. Olga B., welche z. Zt. . . . wohnt, paßt. 2. Einmaliges Zusammensein an den Wochentagen. 3. Stetes Zusammensein an den Sonn- und Festtagen von 7 Uhr an, ausgenommen an nachweisbar wichtigen Familienereignissen. 4. Anständige Behandlung.“ Als der Vertragsgegner darauf nicht einging, denunzierte sie sich und ihn wegen Abtreibung und Beihilfe hierzu.

Des ewigen gegenseitigen Kampfes der beiden Geschlechter auf sexueller Grundlage sei hier nur gedacht als eines unausrottbaren Zustandes und einer natürlichen Schattenseite unseres Erdendaseins und Liebesglückes, weil er gar oft verbrecherische Formen annimmt und durch unberechtigte Geldforderungen und -Zuwendungen ausgeglichen zu werden pflegt; er ist häufig die Eingangspforte zu strafbaren Nötigungen und Erpressungen.

Fassen wir das Ergebnis unserer Untersuchung zusammen, so finden wir in den durch das Weib begangenen Erpressungen und Nötigungen eine vorwiegend von sexueller Grundlage ausgehende verbrecherische Betätigung gegen den Mann. Die Erpressungsversuche der 13jährigen Schülerin sind ein seltener Ausnahmefall, der aber auch schon einen sexuellen Einschlag zeigt.

Die Beteiligung der Prostitution, die sich hier auch als direkte Ehefriedensstörerin zeigt, an diesen Vergehen ist stark, so daß die überall und jederzeit nachweisbare Nebenbeschäftigung der meisten Prostituierten als Diebinnen und Erpresserinnen ihre Zurechnung zum gewerbsmäßigen Verbrechertum einigermaßen rechtfertigt.

Die anderen, bedeutend milderen Fälle und nicht auf Gelderwerb gerichteten Nötigungen durch das Weib können in das umfangreiche Gebiet der latenten Kriminalität eingerechnet werden: ein Disponiertsein, d. h. also die Fähigkeit zu erpresserischen Handlungen schlummert im Verborgenen.

Wie erzürnt und empört sind wir, wenn an uns unberechtigte, oder wenn auch berechtigte, so doch unmäßig hohe Geldforderungen gestellt werden, namentlich Wucherpreise und Wucherzinsen in unserer Notlage; unvergleichlich größer sind aber die Seelenqualen des Opfers eines rücksichtslosen Erpressers, das in seiner Ängstlichkeit und Verwirrung die Wahl des kleineren Übels nicht rechtzeitig treffen und mit sicherem Gegenstoß den Erpresser nicht entwaffnen kann!

II. Das Weib als Verbrechensanstifterin.

Die Anstiftung fällt juristisch unter den Gesamtbegriff der Teilnahme an einem durch einen anderen begangenen Verbrechen, Vergehen oder einer Übertretung. Anstiftung ist die vorsätzliche Bestimmung eines anderen zu der von ihm vorsätzlich begangenen strafbaren Handlung (§ 48 StGB.). Als Mittel zur Anstiftung werden im Gesetz ausdrücklich erwähnt: Geschenke, Versprechen, Drohung, Mißbrauch des Ansehens und der Gewalt, absichtliche Herbeiführung oder Beförderung eines Irrtums. Die Anstiftung ist gesetzlich aber nicht auf diese Mittel beschränkt, sondern das Gesetz läßt ganz allgemein auch „andere Mittel" gelten. So kann (nach v. Liszt) auch das Anbieten einer Wette, Bitten und Beschwörungen, die Verhöhnung der Gewissensbedenken, Überredung, Ausnutzung eines kameradschaftlichen Verhältnisses, im gegebenen Falle sogar scheinbares Abraten von der Begehung der Handlung als zur Anstiftung ausreichende Mittel erachtet werden. Damit ist genügend betont, daß die Anstiftungsmittel auch indirekte, rein psychische sein können. Die Anstiftungshandlung ist ganz unabhängig von der Schuldfrage, oder vielmehr von der sonst üblichen Frage: „Wer hat angefangen?" Die Schwere der Schuld und der Grad der Beteiligung ist bei Gemeinschaftsverbrechen ja nie leicht festzustellen, namentlich nicht durch die Aussagen der Beschuldigten und Zeugen, nur wenn der objektive Tatbestand gewisse Indizien für die Beurteilung der Teilnahme des einen oder des anderen Täters bietet, hat man einen gewissen Gradmesser der Schuld. Im übrigen stellt sich aber der Gesetzgeber auf den Standpunkt: Wenn mehrere eine strafbare Handlung gemeinschaftlich ausführen, so wird jeder als Täter bestraft (§ 47 StGB.). Der Anstifter wird wie der Täter selbst bestraft (§ 48, Abs. 2). Als Gehilfe wird bestraft, wer dem Täter durch Rat oder Tat wissentlich Hilfe geleistet hat, jedoch nach den über die Bestrafung des Versuchs aufgestellten gemäßigten Grundsätzen (§ 49). Beim Raufhandel mit schweren Folgen (§ 227 StGB.) z. B. wird jeder, der sich an der Schlägerei oder dem Angriff beteiligt hat, schon wegen dieser Beteiligung mit Gefängnis bis zu 3 Jahren bestraft. Sind die schweren Folgen der bei einer Schlägerei verursachten Körperverletzung mehrerer Verletzungen zusammen zuzuschreiben, so ist jeder, welchem eine dieser Verletzungen zur Last fällt, mit Zuchthaus bis zu 5 Jahren zu bestrafen. Das sind objektive Bedingungen, eine Art von Beweisregeln, wie sie im früheren Strafrecht allgemein eingeführt waren, und wie sie bei gewissen gemeinschaftlich begangenen Verbrechen zur Beurteilung der Schuld des einzelnen nicht entbehrt werden können. Das gemeine Strafrecht hatte den Bestimmenden den „intellektuellen Urheber", den zur Tat Bestimmten den „physischen Urheber" bezeichnet. Der Versuch der Anstiftung ist nur insofern strafbar, als auch der Versuch der Handlung, zu der angestiftet wird, strafbar ist. Mit der Erpressung (§ 253) und der Nötigung (§ 240) hat die Anstiftung das Mittel der Gewalt oder Drohung, durch die ein anderer zu einer nicht gewollten Handlung bestimmt werden kann, gemeinsam. Wird z. B. der Bedrohte veranlaßt, zur Befriedigung des Erpressers seine Eltern zu bestehlen, so kann Anstiftung zum Diebstahl und Erpressung in Idealkonkurrenz angenommen werden. Die nahe Verwandtschaft zwischen Anstiftung und Erpressung ist damit klar. Verwandt mit der Anstiftung ist auch das, juristisch allerdings selbständige Delikt der nach § 49 a StGB. strafbaren Aufforderung zur Begehung eines Verbrechens oder zur Teilnahme an einem Verbrechen. Auf weitere juristische Erörterungen will ich mich hier aber nicht einlassen, und nur betonen, daß die hier gedachte Anstiftung zu einem Verbrechen im weitesten Sinne verstanden werden soll.

Ehe wir uns der Anstiftung durch das Weib zuwenden, wollen wir zunächst einige Bemerkungen über die Teilnahme des Weibes an gemeinsam begangenen Verbrechen vorausschicken. Die Mitwirkung des Weibes bei Verbrechen kommt in allen Arten der Gehilfen- oder Mittäterschaft vor; bei männlichen Verbrecherbanden werden sie gewöhnlich nur zu untergeordneten Handlungen benutzt, meistens als Gelegenheitsvermittlerinnen (Ausbaldowerer), Schmieresteher[6]), Lockköder, Schlepper, Deckung[7]), Hehler, also mit vorbereitenden Handlungen oder mit Zweckhandlungen, die der Sicherung der errungenen Beute dienen sollen. Im allgemeinen sind und bleiben es aber untergeordnete Rollen, die bei männlichen Verbrecherbanden den weiblichen Mitgliedern zugeteilt werden; es ist damit aber nicht gesagt, daß es auch immer die ungefährlichsten Rollen seien. Beispiel: Der Ehemann stellt Falschgeld her, die Ehefrau muß es in den Verkehr bringen, oder der Einbrecher stiehlt Wertpapiere, eine Verwandte oder die Geliebte muß diese bei einer Bank in Bargeld umsetzen, oder eine Frau oder ein Mädchen muß eine gefälschte Urkunde in Verkehr bringen. Gewisse Verbrechen können nur unter Beihilfe eines Weibes ausgeführt werden, namentlich solche auf sexueller Grundlage, z. B. ein in Szene gesetzter Ehebruch mit anschließender Erpressung, ferner kupplerische Handlungen jeder Art, Abtreibung u. dgl. Das Zusammenwirken von männlichen und weiblichen Verbrechern in Banden unterliegt erfahrungsgemäß gewissen Einschränkungen, insofern, als intelligente Verbrecher häufig auf die Zuziehung weiblicher Genossen verzichten, da sie zu sehr deren Verrat fürchten. Darauf hat schon Lombroso (in seinem Werke „Das Weib als Verbrecherin und Prostituierte", Hamburg 1894, Seite 445) hingewiesen. Eine Ausnahme bilden aber die durch festere persönliche Bande bedingten Verbrecherbündnisse, also in erster Linie Familien- und Liebesverhältnisse. Ein wesentliches Moment im Zusammenwirken von Weib und Mann in Verbrecherbanden ist die Idee zum Verbrechen oder die Anstif-

[6]) Vgl. die Ausführungen von Hans Groß über die weiblichen Aufpasser in seinem Handbuch für Untersuchungsrichter, 5. Aufl., Band II, Seite 827 ff.

[7]) Oder „Beschatter" beim Ladendiebstahl und Wechselfallenschwindel.

tung, wenn sie auch nur im Nachweis einer günstigen Verbrechensgelegenheit besteht. Geht die Idee oder die Anstiftung vom Weibe aus, dann beteiligt es sich auch oft selbst an der Ausführung der Tat. Diese Selbstbeteiligung kann dann auch durch eine günstigere Anteilnahme an der gewonnenen Beute ausgeglichen werden. Ein charakteristisches Beispiel der Selbstbeteiligung an einem in Vorschlag gebrachten Verbrechen ist ein im September 1918 in Berlin ausgeführter Raubüberfall auf eine alleinstehende 62jährige Witwe, den zwei fahnenflüchtige Brüder auf Anstiftung der 17jährigen P. und der 25jährigen Frau B. unternommen haben. Die 17jährige P., die früher als Dienstmädchen bei der Überfallenen in Stellung war und daher genaue Ortskenntnisse besaß, hatte, als Postbotin verkleidet, der Frau am Abend ein Telegramm überreicht, und während diese die Wohnungstür aufmachte, stürzten die vier Verbrecher in die Wohnung, warfen die Frau zu Boden und stopften ihr ein Taschentuch in den Mund. Die Ausführung des Raubes wurde jedoch verhindert, die beiden Frauen unmittelbar nach der Tat verhaftet, während den beiden jungen Männern (23 und 25 Jahre alt) unter Bedrohungen mit der Schießwaffe die Flucht über einen Balkon des Nebenhauses glückte. — Es ist im allgemeinen beobachtet worden, daß sich die Kühnheit und Selbständigkeit des Weibes in der Kriegszeit gesteigert hat, so daß ein Zusammenwirken mit männlichen Verbrechern weniger Bedenken begegnet als zu anderen Zeiten. Aber immerhin sind es doch Ausnahmefälle. Die Gefährlichkeit weiblicher Dienstboten, die sich entweder zur Auskundschaftung von Einbrechergelegenheiten verdingen oder frühere Dienststellen infolge ihrer Ortskenntnisse als geeignete Angriffsobjekte für ihre männlichen Genossen zu empfehlen wissen, wurde in vielen Fällen bewiesen. Zuweilen entwickelt sich aus solchen Beziehungen auch ein gut vorbereiteter Raubmord. Es wird hierbei an den Melsunger Raubmord (Oktober 1917) erinnert, um wieder ein Beispiel aus der neuesten Zeit anzuführen. Die 34jährige Wirtschafterin K., deren Mann im Felde stand, wohnte mit dem Metzger H. in Düsseldorf zusammen. Sie nahm auf Grund einer Zeitungsannonce bei einer 76jährigen reichen Witwe in Melsungen (bei Kassel) eine Stelle als Stütze an, ermordete in der darauffolgenden Nacht in Gemeinschaft mit H. diese Witwe und beraubte sie.

Sehr oft trifft man weibliche Verbrecher als Mitglieder von Einbrecherbanden an. Die 21jährige F. hatte in Gemeinschaft mit einem gleichalterigen Burschen und zwei Frauen in Berlin innerhalb 8 Wochen eine große Anzahl Schaufenstereinbrüche ausgeführt und Waren im Gesamtwerte von 5000 Mark gestohlen, die an der Pfandkammer veräußert wurden. (Sie erhielt nach einer Diebstahlsvorstrafe von 14 Tagen eine Gefängnisstrafe von 1 Jahr.) Zwei junge Burschen und die 17jährige G. unternahmen am hellen Tage einen Einbruch in ein Bäckergeschäft, nachdem sie die Ladeninhaberin durch ein Telephongespräch an einen Bahnhof gelockt hatten, wo sie ihren zum Heere eingezogenen Mann auf der Durchreise treffen sollte. Der 17jährigen G. war es überlassen, auch das Dienstmädchen durch mündliche Bestellung zum Bahnhof aus der Wohnung zu locken, so daß der Einbruch ungestört ausgeführt werden konnte. Sehr häufig ist die Mitwirkung eines Weibes auch beim Hotel- und Schlafstellendiebstahl. Mann und Weib reisen als angebliches Ehepaar von Stadt zu Stadt und verlassen unter Mitnahme geeigneter Beutestücke heimlich das Hotel oder die Schlafstelle. In einem größeren Hoteldiebstahlsfalle mußte die Geliebte eines verwegenen und vielgesuchten Hoteldiebes die Diebstahlsgelegenheit dadurch vorbereiten, daß sie in den betreffenden Hotels sich vorher einmietete und in den Hotelzimmern die Nachtriegel entfernte; die beschädigten Stellen wurden von ihr mit Messingplättchen bedeckt, so daß der nachfolgende Hotelgast den Mangel des Nachtriegels nicht bemerkte. Der von innen im Schloß steckende Schlüssel wurde dann bei Ausführung der Tat von dem Dieb mit einem besonderen Instrument von außen umgedreht und so die Tür geöffnet.

Derartige Fälle von gemeinschaftlichem Handeln von Weib und Mann kommen in vielen Verbrechensarten überall vor. Es wurden nur einige davon zur Orientierung herausgegriffen. — Wenn zwei ein Verbrechen gemeinsam begehen, kann man immer voraussetzen, daß der Plan von dem einen Teil ausgeht, oder daß der eine Teil zu einem Verbrechensplan Verbesserungsvorschläge macht, oder den anderen zur Ausführung drängt. Wird die Tat von zwei Frauenspersonen ausgeführt, dann ist die eine davon sicher die Anstifterin. Typisch ist dabei auch, daß bei der Entdeckung solcher gemeinschaftlich begangenen Verbrechen das Bestreben vorherrscht, die Hauptschuld dem anderen Teile zuzuschieben. Daraus ist zu folgern, daß gerade das Bestreben des Anstifters, einen Mitschuldigen zu suchen und zu finden, die Ausführung eines Verbrechensplanes erst reifen läßt. Hier ist als charakteristisch zu erwähnen der Raubmord der beiden Frauenmörderinnen Ullmann und Sonnenburg (Berlin 1916) und der Fall der beiden Raubmörderinnen Klaschewski und Elsler (in Berlin-Schöneberg 1918).

Die Ullmann und die Sonnenburg wurden im Mai 1916 zum Tode verurteilt, die Ullmann hingerichtet, die S. aber zu lebenslänglichem Zuchthaus begnadigt. Aus dem ganzen Vorleben der U. und ihren Vorstrafen, wie auch aus ihrer Verteidigung und aus verschiedenen Tatumständen mußte die Ullmann als die eigentliche Triebfeder und Anstifterin gelten. Wie sie es versuchte, die Hauptschuld auf ihre Genossin Sonnenburg zu schieben, ergibt ihre eigene Darstellung des Mordplans in dem nach der Verurteilung selbst geschriebenen Lebenslauf:

„Die S. erzählte mir immer viel von der Franzke (der von beiden Ermordeten) und ihrem Geld[8]), und sagte, wenn wir nur wenigstens die Hälfte ihres Geldes hätten! . . . Sie schimpfte immer auf die F., die so geizig wäre und sähe, daß es ihnen so schlecht ginge. Die S. sagte (kurz vor der Tat) zu mir: ‚Ich habe solche Wut auf das Biest, ich möchte sie am liebsten umbringen; um die ist es nicht schade, das Geld hat sie auch nur gestohlen; wenn es ein anderes, anständiges Mädchen wäre, würde ich es nicht fertig bringen, aber bei dieser wäre ihr alles egal, da sie sich über unser Elend nur

[8]) Die F. war als Fuhrwerksführerin beschäftigt und wohnte bei einer Kundin der U.

lustig macht'. Ich nahm die Worte der S. nicht für ernst und lachte nur., Sie baute nun in einem fort Luftschlösser, hielt mir auch meine traurige Lage vor . . . Mir war sehr ungemütlich bei dem Gedanken, einen Menschen ums Leben zu bringen. Ich machte ihr nun Angst und sagte, nein, das geht nicht, da werden wir ja geköpft, aber sie wußte es besser und sagte, wenn zwei das machen, wird man nicht geköpft, nur wenn einer das macht. Sie leistete mir einen Schwur; bei ihrer toten Mutter und ihrem lebendigen Kinde beschwor sie mich, ich soll nicht solche Angst haben. Sie mache der F. mit der Leine ein Ende und ich solle sie wenigstens halten, damit sie nicht ausreißt. Und wenn sie (die F.) 14 Tage bis 3 Wochen irgendwo stände [9]), wäre sie schon verwest und kein Mensch würde sie wiedererkennen. Auch sagte sie, sie stecke sogar das Messer [10]) noch ein und ich brauchte gar nicht zu schneiden. Wenn der Strick versage, wollte sie ihr gleich den Hals durchschneiden. Sie machte auch bei mir den Versuch, so daß ich schrie. Ich dachte dann wieder an mein Elend, denn es stand ja alles auf dem Spiel bei mir und ich versprach der S. zu helfen, aber nur unter der Bedingung, daß ich die F. nur zu halten brauchte, womit sie einverstanden war . . . Weil ich keine Courage hatte, vergingen acht Tage, ehe diese furchtbare Tat geschah; ich war wirklich noch nicht vorbereitet darauf, denn die Ladentür war offen. Wir tranken alle drei Kaffee und ich getraute mich gar nicht hochzusehen, damit die S. bloß nicht anfangen sollte; es war mir doch nicht so einfach zu Mute. Die F. war schon fertig mit Trinken und ich war noch dabei, ich sah noch, wie die F. etwas in ihrer Handtasche suchte und sich etwas bückte, und diesen Augenblick nahm die S. wahr . . ."

Die Sonnenburg, deren Angaben glaubhafter angesehen wurden, stellt die Tat in ihrem Lebenslauf in kurzen Worten folgendermaßen dar: Die F. stand in dem Ruf, viel Geld zu besitzen und prahlte auch selbst immer damit und machte uns den Mund wäßrig. Das Geschäft der U. [11]) (sie war Frisörin) ging damals schlecht und ich war auch gerade 14 Tage außer Arbeit und hatte kein Geld, und so wurde der Plan geschmiedet. Die U. sagte zu mir, wenn man die Bahl (eine Freundin der F., mit der sie zusammen wohnte) von der F. fortlocken würde, so würde die F. bestimmt in den Laden (der U). kommen. Zu diesem Zwecke schrieb ihr (der B.) die U. einen Brief, durch den sie angeblich von einem Herrn zu einem Stelldichein eingeladen wurde. Ich übergab ihr (der B.) den Brief und Blumenstrauß, die B. sagte zu; wir (die U. und S.) gingen zum Geschäft zurück, wohin die F. richtig bald darauf kam, um sich nach der B. zu erkundigen. Und so ist denn das Unglück passiert. Nur daß ich armes Mädel die ganze Schuld tragen muß, ich habe doch die Strafe wirklich nicht verdient, denn ich habe die F. doch nicht getötet, ich habe doch keine Waffe bei mir geführt. Die U. war ja so schlecht und hat mir alles in die Schuhe geschoben, ich armes

---

9) Die Mörderinnen versandten die Leiche in einem Reisekorb als „Passagiergut" nach Stettin, wo er erst nach einiger Zeit amtlich geöffnet worden war. Das Gesicht der Leiche war auch durch Messerschnitte unkenntlich gemacht.

10) Es handelte sich um ein Rasiermesser.

11) Die U. hauste in dem Ladengeschäft ihres zum Heere eingezogenen Geliebten.

Mädel muß alles leiden und sie hat sich von allem reingewaschen.“ (Die S. war zur Zeit der Tat 24 Jahre alt, die U. etwa 27, sie war einige Male vorbestraft, einmal wegen Diebstahls mit 1 Jahr Gefängnis, trieb sich eine Zeitlang als Dirne auf der Straße und in Bordellen umher, während die S. unbestraft war und regelmäßige Beschäftigung hatte.)

Beim zweiterwähnten Raubmord überfielen das 21jährige Dienstmädchen Klara Klaschewski und dessen 18jährige Freundin Agnes Elsler (entwichener, wegen Diebstahls vorbestrafter Fürsorgezögling) morgens kurz nach 9 Uhr die 51jährige Hausbesitzerin Friedenthal in ihrer Wohnung in der Münchener Straße (Berlin-Schöneberg) mit einem mitgebrachten Stemmeisen, schlugen sie tot und raubten ihre Schmucksachen. Die K. war früher etwa 1 Jahr lang bei der F. als Dienstmädchen in Stellung, sie besuchte sie nach ihrer Entlassung noch einigemale, da sie für sie Näharbeiten erledigte und Lebensmittel besorgte. Unter dem Vorwande, Näharbeiten abliefern zu wollen, hatte sich die K. mit der E. Eingang bei der F. verschafft und sie ermordet. Durch den Besitz der geraubten Schmucksachen wurden beide überführt, waren auch geständig, doch versuchte auch diesmal die eine Täterin auf die andere die Hauptschuld zu schieben.

Bei vielen Gelegenheitsdelikten geht die Anstiftung zu einem Verbrechen vom Weibe aus, weniger oft dagegen bei gewerbsmäßigen Delikten, als deren häufigste Beispiele aber zu erwähnen sind: die Anstiftung junger Brüder oder Schwestern, oder auch der eigenen Kinder durch die Mutter zum Taschen- und Warenhausdiebstahl, sowie zum Bettel und zur Gewerbsunzucht. Bei Gelegenheitsdelikten, also einmaligen Handlungen, finden wir die Anstiftung von seiten des Weibes verhältnismäßig oft beim Mord, sei es, daß der Liebhaber oder auch der eigene Sohn oder die Tochter zur Beseitigung des lästig gewordenen Ehegatten und Vaters, oder eines im Wege stehenden Elternteiles, z. B. bei lästig gewordenen Altenteilsverhältnissen auf dem Lande, angestiftet oder mit der Ausführung der eigentlichen Mordtat beauftragt wird. Daß Verbrecherinnen ihre eigenen Kinder zu Mittätern machen, selbst bei schwersten Verbrechen, ist, wie Lombroso a. a. O. Seite 415 sagt, ein Beweis für den Mangel an Mutterliebe. Als Beispiele führt Lombroso aus der damaligen Gerichtspraxis an: Die L. verleitete ihren Sohn zur Beihilfe zu einem Raubmord. Die A. veranlaßte ihre Tochter, bei der Ermordung ihres Vaters mitzuhelfen. Die M. veranlaßte ihren Sohn zur Ermordung ihres Vaters. Aus diesen Tatsachen ergibt sich, daß für das Weib das eigene Kind ein Fremder ist, den es zum Werkzeug seiner Leidenschaften macht und Gefahren aussetzt, die es selbst scheut, anstatt ihm Liebe und Schutz zu gewähren. Andererseits sind auch genug Fälle bekannt, in denen die Mutterschaft einen wohltätigen, antikriminellen Einfluß auf das Weib ausübt; wo eine Verbrecherin unter diesem Einfluß steht, ist die Mutterschaft wenigstens eine Zeitlang ein mächtiges moralisches Gegengewicht. (Vgl. Lombroso, Seite 417.)

Man findet oft, daß die Idee zu einem Verbrechen vom Weibe ausgeht, daß aber die Ausführung der eine größere Körperkraft und mehr Kühnheit erfordernden Tat dem männlichen Mittäter überlassen wird. Daher hat man auch in der kriminalistischen Lehre auf das in vielen Fällen zuerst zu beachtende Gebot hingewiesen: „Cherchez la femme!"

Prof. Groß sagt in seinem Handbuch für Untersuchungsrichter (5. Aufl., Band 1, Seite 24) zur Auslegung dieses Gebotes: „Jeder erfahrene Praktiker wird bestätigen, daß an der Sache wirklich etwas daran ist. Allerdings kann man hierbei in zweifacher Weise fehlgehen: entweder wenn man glaubt, es müsse jedes Verbrechen von einer Frau angestiftet worden sein, oder aber wenn man sich in dieser Richtung damit zufrieden gibt, daß nur überhaupt in der Untersuchung der Name einer Frau genannt worden ist. Im ersten Fall ist man zu weit gegangen, im zweiten ist man noch nicht am Ziele. Richtig vorgegangen wird man sein, wenn man ohne pedantische Starrsinnigkeit darauf hinarbeitet, als Agens im Straffalle ein weibliches Wesen zu finden. Nicht immer muß die Idee zum Verbrechen von einer Frau ausgegangen sein, wohl aber wird man häufig finden, daß die wichtigsten Handlungen des Verbrechens vor oder nach der Tat wegen oder für eine Frau begangen wurden. Die Sache ist nicht so gleichgültig. Wir fühlen uns immer dann nicht sicher, wenn wir irgendein wichtiges Moment in der Untersuchung motivlos hinstellen müssen, und messen einem Vorgang solange keine Bedeutung bei, als wir nicht wissen, was ihn in Bewegung gesetzt hat. Man wird dann immer gut tun, wenn man vorerst annimmt, daß eine Frau dahintersteckt; es muß ja nicht so sein, aber Erhebungen in dieser Richtung sind immer zu empfehlen. Von den einfachsten Vorgängen an: Wenn z. B. der Bauernknecht Weizen stiehlt, um seiner Geliebten ein Paar Schuhe kaufen zu können, angefangen, bis zu einem hochpolitischen Prozesse, in welchem eine beleidigte Schönheit Anhänger geworben, um staatsstürzende Pläne durchzuführen, überall finden wir die Frau. . . Alle ungezählten Verbrechen, die auf Liebe zurückzuführen sind, geschahen der Frau wegen, und wie viele sind Verbrecher geworden aus dem Umgange mit Frauen!"

Vom Gesichtspunkte der Verbrechensinitiative des Weibes sind in der Literatur noch keine besonderen Untersuchungen angestellt worden, aber genug Material zu solchen Studien ist doch schon vorhanden. Blättert man in den Annalen der gesammelten Strafrechtsfälle der Gegenwart und Vergangenheit, so findet man sicher ein mannigfaltiges Studienmaterial zu unserer Frage. Ich will hier auch nur einen Fall herausgreifen, der in A. v. Feuerbachs „Merkwürdigen Verbrechen" (neu herausgegeben von Wilhelm von Scholz, München 1913, Band 1, Seite 104 ff.) enthalten ist. Es handelte sich um einen an einer jungen Reisegefährtin durch ein Ehepaar Antonini und den 15jährigen Bruder der (26jährigen) Frau im Jahre 1809 in einem Gasthofe in der Nähe von Augsburg begangenen verabredeten Raubmord. Den regsten Anteil an der Besprechung und Vorbereitung des Mordplanes kam der Frau Antonini zu. Die Ausführung der Tat (Erschlagen des Mädchens im Schlaf) war dem 15jährigen Bruder Karl zugedacht. Nach dem ersten Schlag entfloh der Knabe vor Mitleid, Entsetzen und Angst, doch „die Furie, Antoninis Weib, eilte dem fliehenden Knaben nach und holte ihn in die Stube zurück, drückte ihm die weggeworfene Keule wieder in die Hand, damit er das begonnene Werk beendige". Er führte auch einen zweiten Schlag aus und entfloh wieder, so daß nunmehr der Mann die Halbtote vollends töten mußte. Antoninis Weib war auch bei der Verpackung der Leiche und Beseitigung der Blutspuren am regsten beteiligt. Sie war nach Entdeckung der Tat in der Hauptsache geständig, gab auch zu, dem Mädchen (in einem anderen Nachtquartier) Opium in Wein beigebracht zu haben, um zur Schlafenszeit dessen Koffer ungestört untersuchen zu können, ob es auch wohl der Mühe lohne, den geplanten Mord auszuführen. Die Durchsuchung des Koffers hatte stattgefunden und den Entschluß zur Tat besiegelt. Die Frau gab auch zu, den jungen Bruder (in der von ihm angegebenen Weise) zur Ausführung des Mordes herangezogen zu haben, nur leugnete sie hartnäckig, das Mädchen während des Mordes selbst angefaßt zu haben in der irrigen Meinung, alle zugestandenen Tatsachen könnten wenigstens für ihr eigenes Leben nicht entscheidend sein, wenn sie nur nicht überführt werde, an die Person der Getöteten unmittelbar auf was immer für eine Weise selbst Hand angelegt zu haben. Sie wurde aber gleichwohl wie ihr Mann zum Tode verurteilt und hingerichtet. Sie hatte nach der aktenmäßigen Darstellung des Falles die ganze Leitung in der Hand, wie ihr auch die ständige Triebkraft zuzuschreiben war. Daß sie sich ihres jungen Bruders zur Ausführung der Tat bediente, sollte ihr vor allem auch Gelegenheit geben, die Hauptschuld (der Todesursache) auf einen anderen abzuschieben.

In einem anderen (a. a. O. Seite 1 ff.) dargestellten Falle mehrfachen Giftmordes (im Jahre 1808) beschuldigte die überführte (und teilweise geständige) 50jährige Wirtschafterin, nur um ihre eigene Schuld zu mildern, den Ehemann, ihren Dienstherrn, daß er sie zur Ermordung seiner Gattin angestiftet habe, was aber nach den ermittelten Tatsachen als völlig ausgeschlossen gelten mußte.

Daß weibliche Verbrechernaturen nicht immer ihren Plan selbst ausführen, beruht, wie schon Lombroso betont hat, darauf, daß sie sich nicht stark und mutig genug dazu fühlen, anders, wenn es sich um ein gegen ein Weib gerichtetes Verbrechen handelt, oder wenn es heimlich und aus dem Hinterhalt vorgehen kann, wie beim Giftmord, bei der Brandstiftung und der Verleumdung. Die L. sagte zu ihrem Mitschuldigen: „Wenn ich ein Mann wäre, würde ich die reiche alte Frau allein totschlagen" (Lombroso). Dabei handelt es sich nur um die Furcht eines Schwächeren im Kampf mit einem Stärkeren, nicht etwa um einen Rest von Widerstreben gegen das Verbrechen, denn die moralische Stumpfheit zeigt sich gerade in der Art, wie der Mitschuldige angestiftet wird, die Verbrechernatur zeigt sich gerade darin, daß bei Verbrecherpaaren das Weib die aktive Rolle des Anstifters spielt (L.). Die F. suchte, um ihren Mann wegzuräumen, einen Meuchelmörder; nach drei vergeblichen Versuchen machte sie ihn betrunken, versteckte ihn in das Schlafzimmer des Ehemanes und zeigte ihm im entscheidenden Augenblick einen Tausendfrankschein. Albert, den seine Geliebte L. zur Ermordung eines alten Weibes anstiftete, beschrieb folgendermaßen ihre Überredungskunst: „Sie fing an, mir aufzuzählen, wieviel Reichtümer die Alte hätte und wie wenig sie ihr nützten. Ich weigerte mich, aber am Tage darauf kam die L. zurück und setzte mir auseinander, daß man doch auch im Kriege Menschen tötete, ohne daß es eine Sünde wäre, warum wir also nicht die alte Person totschlagen dürften; Gott wird uns verzeihen, denn er sieht unser Elend!" (L.) Die berüchtigte Giftmörderin Brinvilliers wollte einen ehrlichen, jungen Menschen, dessen Geliebte sie geworden war, zu einem Morde bewegen und sagte zu ihm: „Was kann es dir darauf ankommen, ob diese Alte lebt, die du nicht einmal kennst?" (L.) Die S. versuchte ihren kränklichen Mann zu ermorden, indem sie seine Neigung zum Trunk förderte, sie zwang ihn, jeden Morgen und Abend ein von ihr selbst aus Branntwein und schädlichen Zutaten gemischtes Getränk zu sich zu nehmen; dann versprach sie von allen ihren Liebhabern demjenigen, der ihn umbrächte, fünf Francs und ihre Hand. Als sie später mit Qu., einem schwachen, haltlosen Menschen, in Berührung kam, gewann sie eine solche Macht über ihn, daß es ihr gelang, ihn zu einer Bluttat anzustiften. (L.)

Neben der Habsucht ist das vorherrschende Motiv des Verbrechens des Weibes die Rachsucht, die schon beim normalen Weibe stark entwickelt, hier hochgradig gesteigert ist, wie Lombroso an einer Stelle seines Werkes betont hat. Er gibt auch einige Beispiele aus der früheren Praxis an: Die D. verlockte nach einem vieljährigen lockeren Leben einen Kaufmann, bei dem sie Kassiererin war, zu einem Liebesverhältnis und überredete ihn zu einem Ehescheidungsprozeß gegen seine Frau. Sie setzte alle Hebel in Bewegung, um die Scheidung zu erreichen, aber als diese durchgesetzt war und der Mann, dem inzwischen die Augen aufgegangen waren, sich weigerte, sie zu heiraten, versuchte sie ihn zu erdolchen.

Frau P. ließ ihren Bruder mit dem Revolver gegen ihren Ehemann los, als dieser sich ihren fortgesetzten Ehebruch nicht mehr gefallen lassen wollte und sie im Laufe des Ehescheidungsprozesses aufforderte, sein Haus zu verlassen.

Das Liebes- und Eheproblem bietet ein reiches Feld zur Begehung gemeinschaftlicher Verbrechen und zur Verbrechensanstiftung des Weibes, sei es, daß so die Mittel zur Einrichtung eines Haushaltes durch Diebstahl beschafft werden sollen, sei es, daß zur Abtreibung oder Beschaffung von Abtreibungsmitteln durch den angestifteten Mann, zur Beseitigung unehelicher Kinder oder gar des im Wege stehenden Ehegatten Dritte durch das Weib angestiftet werden [12]).

Der G. fehlte es an Geld, ihren Geliebten, einen Arbeiter, zu heiraten. Sie bewog ihn, einen reichen, etwas schwächlichen Mann, der ihr den Hof machte, mit Vitriol zu begießen, in der Erwartung, der reiche Liebhaber würde dadurch so entstellt werden, daß ihn kein Mädchen werde heiraten wollen, und er nun bereit sei, sie selbst zu ehelichen. Sie beabsichtigte, einmal verheiratet, die schwächliche Gesundheit ihres Mannes durch Ausschweifungen zu

[12]) Erwähnt sei noch die auf sexueller Hörigkeit beruhende Ermordung des Majors Schönebeck in Allenstein. (Dargestellt in Groß' Archiv, Band 32, S. 253 ff.)

ruinieren und schließlich als reiche Witwe ihren Geliebten, den Arbeiter, zum Manne nehmen zu können. (L.)

Die L. überredete ihren Mittäter, bei der Ermordung ihres unehelichen Kindes, alle Schuld auf sich zu nehmen, durch das Versprechen, ihn nach Ablauf der Strafe zu heiraten, die ihn aber in Gemeinschaft mit ihrem Bruder tötete, als er nach seiner Rückkehr auf Erfüllung dieses Eheversprechens drang. (L.)

Wenden wir uns von diesen Verbrechen schwerster Art ab, zu denen, wie wir gesehen haben, das Weib andere anzustiften wußte, so finden wir bei weniger schweren Delikten außer der direkten Anstiftung den weiblichen Einfluß durch mehr oder weniger wirksame Suggestion auf die Verbrechensgenossen vielfach bestätigt. Auch hierfür sollen einige Beispiele angeführt werden. Die K. hatte vor mehreren Jahren in Paris mit viel Energie und Geschick eine Bande von Hausdiebinnen organisiert, die sie mit der Strenge eines Soldaten leitete. Sie knüpfte mit zahlreichen Dienstboten an, die wegen eines ersten kleinen Vergehens entlassen worden waren und schwer eine Stellung finden konnten, verschaffte ihnen mit gefälschten Zeugnissen gute Stellen und zwang sie nun, Wertsachen zu stehlen und ihr zu bringen, um sie zu verteilen. Keine wagte, sich ihren Befehlen zu widersetzen oder einen Teil der gestohlenen Sachen für sich zu behalten. (L.)

Das frühere Dienstmädchen, spätere „Hausdame" Anna R., 23 Jahre alt, knüpfte intime Beziehungen zu Männern an, ließ sich unter gutmütigen Vorspiegelungen zur späteren Dokumentierung dieser Beziehungen mit diesen (meistens älteren Herren) zusammen auf einem Bilde photographieren und eröffnete mit ihrem Geliebten, einem 54jährigen Manne, dann regelmäßig Erpresserfeldzüge gegen jene Herren unter Vorspiegelung einer Schwangerschaft; die Erpresserbriefe mußte der Geliebte verfassen und schreiben.

Die 34jährige P. suchte durch Zeitungsanzeigen für einen Bekannten mit 70 000 Mark Vermögen eine reiche Lebensgefährtin; die eingegangenen Angebote übermittelte sie ihrem Geliebten, der sich mit den sich meldenden Heiratslustigen in Verbindung setzte, um sie zu beschwindeln oder zu erpressen.

Ein ausgezeichnetes Material zum Studium der suggestiven Beeinflussung durch das Weib zur Mitbeteiligung an einem groß angelegten Erpresserfeldzug bietet der nachstehend, etwas eingehender dargestellte Fall aus der Berliner Gerichtspraxis.

Die angebliche Schauspielerin Alice M. wandte sich als Kellnerin der Prostitution zu. Mit 22 Jahren wurde sie wegen wiederholten Betruges mit 4 Wochen Gefängnis bestraft und ein Jahr später wegen Diebstahls mit 1 Woche Gefängnis, außerdem mit 29 Jahren wegen versuchten Betruges und versuchter Erpressung mit 8 Monaten Gefängnis, mit ihr noch zwei männliche Tatgenossen (33 und 44 Jahre alt); dieser letztere Fall soll hier dargestellt werden. Im 26. Lebensjahre ging die M. mit einem ihr „vermittelten" auswärtigen Prinzen ein Liebesverhältnis ein, das ihr monatliche Unterstützungen von 400—600 Mk. einbrachte, die sie aber durch anderweitige Gunstgewährungen, die in einem Falle sogar bis zu einer vorübergehenden Verlobung mit einem adeligen Herrn gediehen waren, noch bedeutend zu erhöhen verstanden hatte. Nach etwa einjährigem Verhältnis starb der Prinz und damit versiegte die Hauptgeldquelle der M. Sie wandte sich nunmehr an einen nahen Verwandten des verstorbenen Prinzen und schilderte brieflich ihre Notlage, was zunächst mit 100 Mark honoriert wurde. In einem weiteren Briefe an des Prinzen Verwandte stellte die M. die bestimmte Behauptung auf, daß der Prinz durch einen adeligen Herrn, der die beiden „zusammenbrachte", ihr 40 000 Mark für ihre Zukunft habe zusichern lassen und stellte zur schnelleren Regelung dieser Angelegenheit ihren persönlichen Besuch am Hofe in Aussicht. Der als Zeuge angerufene adelige Herr konnte aber die M. nur Lügen strafen. Jetzt versuchte die M. ihren Erpresserfeldzug in erfolgreichere Bahnen zu lenken und schrieb an den Hof, daß sie auf Veranlassung des Prinzen 12 000 Mark auf zwei Wechsel aufgenommen habe, für deren Zahlung sich der Prinz verbürgt habe. Zartfühlend heißt es dann in diesem Briefe: „. . . Ich schreibe dies alles schon heute, da ich nicht länger mit der Wahrheit zurückhalten kann und jeglichen öffentlichen Auseinandersetzungen gern vorbeugen möchte. Außerdem teile ich Ihnen die Adresse meines Geldgebers mit . . ." Dieser Brief und das Angellegen ist auf folgende Weise zustandegekommen: Die M. kannte seit längerer Zeit die Zeugin E., in deren Gesellschaft sie früher in öffentlichen Lokalen Herrenbekanntschaften machte. Eines Tages besuchte die M. diese Freundin in ihrer Wohnung und traf dort auch den Mitangeklagten Eg., den Geliebten der E., und erzählte diesen beiden ihre unglückliche Lage und deren Ursache, mit Wahrheit und Dichtung vermischt. Eg. erbot sich, der M. helfen zu wollen und schlug vor, die M. solle an den Verwandten des Prinzen schreiben, daß sie von Eg. auf Veranlassung des verstorbenen Prinzen 12 000 Mark gegen zwei Wechsel aufgenommen habe und daß sich der Prinz dem Eg. gegenüber für deren Zahlung verbürgt habe. Weder das eine, noch das andere entsprach aber der Wahrheit. Das Erwiderungsschreiben verlangte indes Nachweise. Daraufhin wurden die Wechsel angefertigt. Mit diesen beiden Wechseln ging die M. zu einem ihr bereits bekannten Rechtsanwalt, der früher zu ihrer Kundschaft gehörte, um ihn um Rat und Beistand zu bitten. Zunächst sollte der Mitangeklagte Eg. Rücksprache mit dem Rechtsanwalt nehmen, die auch stattfand und mit einer eidesstattlichen Versicherung des Eg. endigte, woraus sich unter anderem ergeben sollte, daß der Prinz die Wechsel zwar nicht unterschrieben habe, sich aber für deren Einlösung (in einem näher bezeichneten Wortlaute) dem Eg. gegenüber verbürgt, und daß Eg. die 12 000 Mark an die M. hingegeben habe. Beide Wechsel mit der eidesstattlichen Versicherung sandte der Rechtsanwalt an die Nachlaßkommission des Prinzen mit einem Begleitschreiben, in dem erwähnt wurde, daß die M. bereit sei, zu beschwören, daß ein großer Teil der 12 000 Mark auch von dem Prinzen für sich persönlich verwendet worden sei. Die Nachlaßkommission erkannte die Forderung des Eg. aber nicht an und lehnte deren Zahlung ab. Nun sann die M. auf Rache. Sie bediente sich der Mithilfe des zweiten Mitangeklagten B., der Zeitungskorrespondent war, und den die M.

durch Eg. kennen lernte. B. entwarf das Konzept eines von der M. an ihn (den B.) selbst gerichteten Briefes, worin die Drohung enthalten war, noch bis zu einem bestimmten Tage warten, dann aber keine Rücksicht mehr üben und schließlich an den Kaiser schreiben zu wollen. Wenn man etwa bezweifeln wolle, daß ihr Verhältnis mit dem Prinzen den Tatsachen entsprochen habe, so werde sie mit einem in ihrem Besitze befindlichen, mit . . . Wappen versehenen delikaten Wäschestück des Verstorbenen den Beweis antreten. Im übrigen war die M. in diesem Briefe als „unbescholtene, makellose Person" bezeichnet. Nachdem die M. das Konzept dieses ihr verfaßten Briefes abgeschrieben und die Reinschrift dem B. mit ihrer Unterschrift versehen übergeben hatte, entwarf B. einen Brief an den Prinzenverwandten, wozu ein mit einem Firmenaufdruck einer Pariser Zeitung versehener Briefbogen verwendet wurde. Der Brief wiederholte die alten Ansprüche der M. mit der versteckten Drohung, aus der heiklen Angelegenheit sonst eine cause célèbre zu machen und sie in alle internationalen Zeitungen bringen zu wollen. Er (B.) wolle sich erst von den wirklichen Grundlagen der M.schen Angelegenheit vergewissern, ehe er dem Ansuchen der M. nähertreten werde. Dieses Schreiben mit dem fingierten Brief der M. ging an den Verwandten des Prinzen ab. Für die der M. so gebotene Hilfe ließ sich B. urkundlich 5000 Mark von der M. versprechen, falls sie durch seine Aktion in den Besitz der erstrebten 40 000 Mark käme, außerdem forderte B. als „Vorschuß" von der M. eine Liebesgunst.

Eine Strafanzeige setzte diesem gut ausgeklügelten und energisch betriebenen Erpressungsfeldzuge der M. ein vorzeitiges Ende. Alle drei wurden zu Gefängnisstrafen verurteilt, die M. zu 8 Monaten. (Der Tatbestand ist dem gerichtlichen Urteil entnommen.) Der psychologisch zu deutende Zusammenhang zwischen dem verbrecherischen Vorgehen der M. und ihrer Mittäter ist nicht direkte Anstiftung, sondern eine suggestive Bestimmung der beiden Männer zur Beihilfeleistung durch Rat und Tat. Die M. wußte diesen beiden gegenüber die Rolle der Scheinheiligen gut zu spielen, und ihr Entschluß, aus dem früheren rentablen Liebesverhältnis unter allen Umständen Kapital zu schlagen, war die Triebfeder ihrer hartnäckigen Erpressungsversuche, die, einmal fehlgeschlagen, einer Weiterbehandlung durch den „richtigen Mann" bedurften. Nachdem auch dieser Weg nicht zum Ziele führte, wußte sie durch die Heranziehung eines anderen männlichen Genossen die angebliche Berechtigung und Dringlichkeit ihrer Forderungen noch zu steigern. Die beiden männlichen Tatgenossen waren nicht etwa die Betrogenen, denn die betrügerische und erpresserische Natur der M.schen Forderungen konnte ihnen nicht verborgen bleiben, aber dem Bitten und Flehen der ihnen wahrscheinlich selbst noch begehrlich erscheinenden Venuspriesterin konnten sie nicht widerstehen und gingen auf die von vornherein gefährlich erscheinenden Pläne der M. ein. —

Der Gang zur Wahrsagerin hatte, wie die Kriminalgeschichte lehrt, auch schon manches Verbrechen zur Folge; vor allem Liebes- und Ehetragödien, aber auch Erbschleicherei, deren erste Ursachen oft auf unheilvolle Einflüsterungen einer Wahrsagerin zurückzuführen sind. Man bedenke, wie suggestibel Mädchen und Frauen sind, die in ihrer Rat- und Hilflosigkeit, oder auch aus Geheimniszwang und anderen subjektiv zwingenden Gründen den berufenen Berater meiden, um sich an eine Wahrsagerin zu wenden. Es können natürlich aber auch bewußt verbrecherische Pläne sein, die sie nur bei einer Wahrsagerin besprechen und beraten lassen wollen.

Bei den Eigentumsverbrechen kann man nach den Motiven der Tat zwei Hauptgruppen unterscheiden: auf der einen Seite dringende Not, auf der anderen: Eitelkeit (Putz- und Vergnügungssucht) und Neid. Es gibt Menschen, die nicht aus Not stehlen, denn sie haben ihren Verdienst und könnten damit auskommen, wenn nicht der Neid und die Verführung zu unsinniger Lebensweise, zur Frönung zügelloser Leidenschaften ihre Ausgaben immer mehr steigerten, so durch Beschaffung von eleganter Kleidung, Putzgegenständen, ferner durch Wetten auf Rennbahnen, durch Spielleidenschaft, Vergnügungsreisen, Lebemannsmanieren u. dgl. mehr.

Unter den Motiven der Verbrechen des Weibes verdient daher auch die Putzsucht besonders hervorgehoben zu werden. Lombroso hat diesem Motiv (a. a. O. Seite 426) auch einige Bemerkungen gewidmet und folgende Beispiele aus der Kriminalgeschichte angeführt: Die D. antwortete auf die Frage nach dem Motiv ihrer Beihilfe bei der Ermordung einer Witwe: „Ich brauchte hübsche Hüte." Zwei Ladendiebinnen hatten noch im Untersuchungsgefängnis die gestohlenen Gegenstände bei sich und opferten ihre Freiheit dem Wunsche, sich ein paar Tage zu putzen, da sie ohne diese Unvorsichtigkeit aus Mangel an Beweisen freigesprochen worden wären. Die V. gab als Motiv der Ermordung ihres Geliebten ihren Ärger darüber an, daß er ihre Schmucksachen versetzt hatte; das war jedoch mit ihrer eigenen Einwilligung geschehen, die ihn indes nicht vor dem Ausbruch ihrer grenzenlosen Wut retten konnte. Bei Warenhausdiebinnen, die häufig mit gegenseitiger Unterstützung auftreten, spielt, wie man täglich beobachten kann, gerade die Putzsucht ein starkes Verbrechensmotiv. Lombroso sagt: „Ein Weib stiehlt oder tötet, um sich gut zu kleiden, wie ein Kaufmann unsaubere Geschäfe macht, um ultimo groß dazustehen."

Die Anstiftung zu Eigentumsverbrechen in Form der Verführung zu einem die Vermögenslage übersteigenden Genußleben tritt zwischen männlichen und weiblichen Verbrechern ziemlich gleich stark in Erscheinung. Die Eroberung einer Geliebten oder „Braut", wie Liebesverhältnisse auch in den niedrigen Volkskreisen und namentlich auch in Verbrecherkreisen bezeichnet zu werden pflegen, sowie die Erhaltung ihres Besitzes ist je nach ihren Ansprüchen oft mit großen Geldopfern verbunden, die der Nachahmungstrieb nicht immer auf ehrliche Weise zu beschaffen weiß. So werden die vielfachen Veruntreuungen Angestellter verursacht, das veruntreute Geld wird mit der „Braut" oder einer Geliebten, je nach der bisherigen Lebensstellung des verführten Lebemannes, in mehr oder weniger vorsichtiger und feiner Art verpraßt, das Ende ist aber immer das gleiche: der gemeinsame Gang ins Gefängnis.

Der vom Weibe ausgehende und auf den Mann unwiderstehliche Anreiz, zu des Weibes und seiner eigenen Befriedigung Verbrechen zu begehen, tritt, wenn auch in etwas anderer Form, bei Massenverbrechen in Erscheinung. Bei öffentlichen Streikunruhen und Tumulten kann man immer wieder beobachten, wie gerade die unternehmungslustige Jugend durch die Anwesenheit von „Bräuten" und anderer Mädchen ihrer Kreise eine gesteigerte Tatenlust auslöst, die sich in allerlei Unfug und Zerstörungstapferkeit äußert. Diese Jugendlichen fühlen sich als „Helden" und versuchen andere Zaghafte zu übertreffen, da sie um das Lob ihres Anhanges und besonders der weiblichen Zuschauer buhlen, die oft auch durch anfeuernde Zurufe und Lobspenden oder auch durch verhöhnende Rufe wie „Feiglinge!" die zögernde oder erlahmende Tatkraft zu erneuern wissen. Wie dies im kleinen geschieht, trifft dies auch bei den großen Revolutionen zu, von denen die französischen zahlreiche Beispiele weiblicher Anstifter und Anführer aufweisen. Erinnert sei nur an das berüchtigte Beispiel der Méricourt, die in der Zeit der Pariser Kommune die Massen zum Sturm auf die Bastille und das Invalidenhaus geführt hatte. „Die Weiber begleiten bei solchen Gelegenheiten nicht nur die Männer, sondern sie drängen sie noch zu Scheußlichkeiten und übertreffen sie durch Frechheit und Grausamkeit." (Sighele, Psychologie des Auflaufs und der Massenverbrechen, Leipzig 1897, Seite 126.) Das gilt insbesondere auch für die sogenannten Lynchgerichte, wie sie z. B. noch in Amerika an der Tagesordnung sind.

Harmloser, aber sehr bezeichnend für unsere Studie ist die Entstehung der sog. Lebensmittelunruhen während des Krieges. Folgender Fall aus der Berliner Gerichtspraxis zeigt zur Genüge, wenn auch im kleinen, die verhängnisvolle Beeinflussung versammelter Massen durch das Weib. Eine Gemüsehändlerin hatte in einer Markthalle Kirschen zum Verkauf vorrätig, die bis auf einen kleinen Rest von etwa zwei Pfund, die sie ihrem im Felde stehenden Sohne zugedacht haben wollte, sehr schnell verkauft waren. Darüber waren mehrere Frauen sehr ungehalten, machten der Händlerin laute Vorwürfe und beschuldigten sie, unberechtigt Kirschen vom Verkauf zurückzubehalten. Der entstehende Lärm verursachte bald einen auf etwa 600 Köpfe anwachsenden Menschenauflauf, es wurden Drohungen und Verwünschungen gegen die Händlerin laut, die einen bedenklichen Charakter annahmen, so daß eine Anzahl von Schutzleuten unter Anführung eines Polizeioffiziers eingreifen mußte. Als Ruferin im Streite tat sich die angeklagte Frau H. hervor, die laute Schimpfworte gegen die Standinhaberin aussprach und die Menge durch die Worte aufreizte: „Der sollte man den Stand demolieren, weil sie keine Kirschen verkaufen will, obgleich der ganze Stand voll davon ist!" Eine ältere Frau hatte ihr in besonders nachdrücklicher Weise darin Recht gegeben. Die Aufforderung der Polizeibeamten, Ruhe zu halten und sich zu entfernen, widersetzte sich die Angeklagte mit den Worten: „Und wenn zehn Schutzleute kommen, ich gehe nicht!" (Die H. wurde wegen Aufforderung zu Gewalttaten und Widerstandes zu sechs Wochen Gefängnis verurteilt.)

Daß Geisteskranke besonders leicht verbrecherischen Aufreizen unterliegen, ist bekannt, es wird nur an die sogenannte Mehrheitspsychose (oder folie à deux) erinnert, jene merkwürdige Art psychischer Erkrankung, die darin besteht, daß ein schon für eine solche Ansteckung von Natur empfänglicher Mensch unter den Einfluß eines Irren gerät, allmählich den Verstand verliert und sich die Wahnvorstellungen des Suggerierenden aneignet. Zwischen solchen zwei Unglücklichen entsteht dann ein völliges Abhängigkeitsverhältnis; der zuletzt Erkrankte ist nur das Echo des anderen, er tut alles, was dieser will, und die Macht der Nachahmung ist manchmal so groß, daß selbst Halluzinationen von einem auf den anderen übergehen. (Vgl. Sighele, a. a. O. Seite 64.) Häufig ist der Fall, daß der Querulantenwahn eines Ehegatten auf den anderen übergeht. Solche Fälle von Mehrheitspsychosen sind in der Literatur wiederholt eingehend dargestellt worden; wir finden sie sehr oft auch beim gemeinsamen Selbstmord [13]), besonders unter Familienmitgliedern und unglücklichen Liebespaaren und bei der Tötung mit Einwilligung.

Der Mangel an Wahrheitsliebe, die Neigung zu Übertreibungen und, kurz ausgedrückt, zur Lüge sind fast selbstverständliche Voraussetzungen bei der Verleitung zum Meineid, deren sich das Weib nicht selten schuldig macht im Kampfe um persönliche, aber ungerechtfertigte Interessen, so vor allem auch z. B. zur Verdunkelung eines Ehebruches; der vom Weibe zum Meineid verleitete Ehebrecher hat aber sein Glück auf Sand gebaut, wie berühmte Beispiele schon lehrten. — Die heimtückische Verleumderin, die vorsichtig genug ist und sich nicht selbst durch ihre eigene Handschrift verraten will, weil sie sich entweder keine genügende Schriftverstellung zutraut oder auch darin keine ausreichende Gewähr gegen Entdeckung findet, weiß mehr oder weniger geschickt andere für ihren Plan zu gewinnen und zur Absendung anonymer Schmähschriften oder inhaltsunwahrer oder stark übertriebener Strafanzeigen zu überreden. Wenn sie nicht eine gute Freundin findet, die ihr den Gefallen des Briefschreibens tut, so weiß sie manchmal auch sehr spitzfindig einen Haß gegen ihre (zu verleumdende) Feindin in ihrem Nachbarn- oder Bekanntenkreise künstlich zu entfachen, indem sie nach der Methode des steten Tropfens angebliche, über diese und jene Person der Nachbarschaft oder des Bekanntenkreises gehörte Schlechtigkeiten oder abfällige Bemerkungen weiterverbreitet und dadurch Stimmung macht, bis der ausgestreute Samen der Verleumdung auf fruchtbaren Boden fällt. Die Verleumderin weiß auch im geeigneten Augenblick passende Anregungen zu geben, an wen nämlich der anonyme Brief zu richten sei und welchen Inhalt er am besten habe, um die Feindin am sichersten und empfindlichsten zu treffen.

Gelegentlich treffen wir auch eine Anstiftung zum Schreiben anonymer Briefe seitens des Weibes, das, zumal in Liebesangelegen-

[13]) Beispiel: Zwei Freundinnen werden unter Alkoholmißbrauch von zwei Soldaten in deren Wohnung verführt, am nächsten Morgen stürzen sie sich aus Scham über die erlebte Schande gemeinsam ins Wasser.

heiten, seine eigene Handschrift verbergen muß und ein anderes Weib gegen Bezahlung als Werkzeug gebraucht. Die Anstiftung der eigenen Kinder zu anonymen Schreiben kommt weniger vor, als man gewöhnlich annimmt. Eltern machen nicht gerne ihre Kinder zu unliebsamen und unsicheren Zeugen heimtückischer Verleumdungen und verschonen sie auch im allgemeinen mit der Niederschrift gemeiner und niederträchtiger Worte, wie sie vielen Schmähbriefen zugrunde gelegt werden. —

Die beiden von mir dargestellten Kapitel geben einen gewissen Ausschnitt aus der Naturgeschichte des verbrecherischen Weibes. Wir konnten beobachten, wie sich das verbrecherische Weib den Zeitverhältnissen anzupassen weiß, auch wenn die körperlichen Anforderungen wachsen. Und wer den heutigen Stand der Kriminalität mit jenem in früheren Jahrhunderten vergleicht, wird sicher eine starke Zunahme der Verbrechen auf Kosten des Weibes buchen müssen. Das hat seine verschiedenen Gründe, vor allem aber diese beiden: einmal die große Zahl der Verbrechensmöglichkeiten überhaupt, wie sie mit der ganzen Modernisierung unseres Lebens Schritt hält, sodann die zunehmende Verselbständigung des Weibes, insbesondere auch während der Kriegszeit. Seit es z. B. die großen Warenhäuser gibt, kennen wir den unausrottbaren Warenhausdiebstahl; seit man gezwungen ist, bei der Bahn und Post in Massen weibliche Hilfskräfte einzustellen, sind die Beraubungen der Lebensmittelpakete ins Ungemessene gestiegen. Diese vorübergehenden, in der Friedenszeit wieder verschwindenden Verbrechenserscheinungen stechen vorteilhaft ab von den in der Kriegszeit ebenfalls stark angewachsenen gewalttätigen Verbrechen des Weibes; seine Beteiligung an Raubmorden, Raubüberfällen, Einbruchs- und Bandendiebstählen usw. verpflichten jeden Kriminalisten zu einem wachsenden Interesse. Die Verbrechensinitiative des Weibes und seine Bedeutung als Teilnehmerin bei jeder einzelnen dieser Verbrechensarten verdient psychologisch eingehend beleuchtet zu werden, wie ich dies hinsichtlich des Vergehens der Erpressung getan habe. Diese Untersuchungen würden das hier gefundene Ergebnis nur noch bekräftigen können, daß nämlich das Weib auch als Verbrecherin einen vollwertigen Faktoren in der Verbrechensbekämpfung darstellt, daß es in sehr vielen, auch schwersten Verbrechen nicht die Verführte, wie es oft den Anschein haben möchte, sondern die Verführerin und Anstifterin ist, daß also hinsichtlich der Beteiligung der Geschlechter an der Kriminalität dem Weib eine statistisch zu beurteilende Rückständigkeit nicht zum Vorwurf gemacht werden kann. Die zunehmende Verrohung des Weibes, das sich immer mehr gewalttätigen Verbrechen zuwendet, kann nur durch eine strengere Justiz ausgeglichen werden.

FSC
www.fsc.org
MIX
Papier | Fördert
gute Waldnutzung
FSC® C083411

Zeitfracht Medien GmbH
Ferdinand-Jühlke-Straße 7
99095 Erfurt, Deutschland
produktsicherheit@kolibri360.de